睡眠と健康

宮崎総一郎・林　光緒

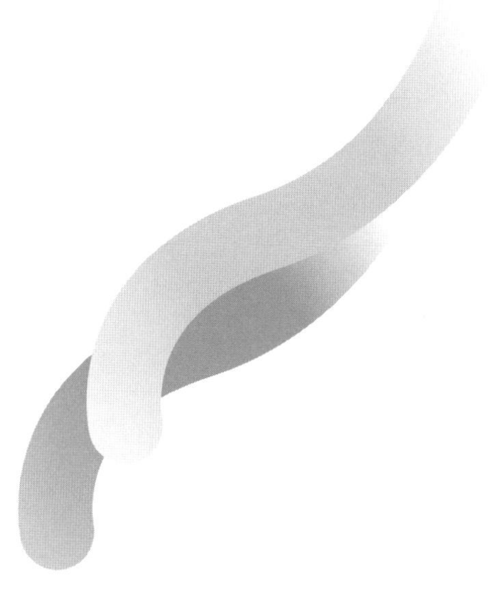

（三訂版）睡眠と健康（'21）

装丁・ブックデザイン：畑中　猛

o-1

まえがき

私たちは，人生の3分の1を眠って過ごしている。高度に発達したヒトの大脳は，眠ることによって覚醒時に最大限に機能を発揮することが可能となる。眠りはよりよい明日のために脳をメンテナンスし，賢くするという巧妙にプログラムされた生理機構である。

地球上の生命体は，原則として太陽光エネルギーに大きく依存している。その生存，種の保存のためには，地球の自転（昼と夜）と公転（四季）に適応していく必要がある。生物は睡眠と密接に関連するメラトニンというホルモンの作用で昼夜を区別し，四季を感じ，成熟時期や繁殖期を決定している。このメラトニンは夜に強い光に当たると分泌されなくなる。今日の24時間社会では，文明の象徴ともいえる人工光によって自然環境とは異なった明暗サイクルで生活する機会が増えている。このような生活環境では体内リズムが乱れ，正常な睡眠がとりにくくなる。

この数十年において，日本人の睡眠時間は1時間近く短くなり，夜型化の傾向が強まっている。寝不足になると，睡眠負債という借金を背負うことになる。この負債を長期にため込んでしまうと，体調を崩し，やがて病気につながる。このような睡眠に起因する作業ミスや事故の発生は多く，睡眠不足による社会的損失は，我が国では年間15兆円に達すると試算されている。

また，睡眠不足になると，ホルモンのアンバランスを生じて肥満になる機序が解明されており，生活習慣病の予防には適切な睡眠の確保が強調されている。夜型化の生活は，子どもたちの心身の発達にも影響を及ぼしている。全国学力・学習状況調査によると，国語や数学の正答率は一定の睡眠量がある児童・生徒で高く，睡眠時間が短くても長くても正答率が低くなっている。記憶の向上や運動技能の修得には，十分な長さの睡眠が必要である。睡眠は心身の中枢である脳を育て，守り，修復する役割を果たしており，子どもの成長過程では適切な睡眠がとても大切である。

私たちは，なぜ眠るのか。なぜ睡眠が必要なのか。睡眠のメカニズムを解き明かし（睡眠科学），睡眠にかかわる病気を治療し（睡眠医歯薬学），睡眠が関係する社会問題を解決する（睡眠社会学）ために，「睡眠学」という新しい学問体系が 2002 年に日本学術会議から提起された。2011 年には「睡眠の日」が制定され，2014 年には，厚生労働省から「健康作りのための睡眠指針 2014」が発表されている。

このような背景をふまえて，本書では，睡眠の役割とメカニズム，睡眠の多様性，睡眠の今日的問題とその対処法を学べるように構成している。多くの人たちが，適切な眠りによって，病気のない質の高い日常生活を過せることを願っている。本講義で得られた知識をもとに，健康科学領域で開講されている科目の理解度がさらに深まれば幸いである。

2021 年 3 月

宮崎総一郎

林　　光緒

目次

1　睡眠学への誘い

宮崎 総一郎

《目標＆ポイント》 最近の日本人の生活スタイルは夜型化し社会活動は24時間となり，睡眠時間は確実に減少している。日の出とともに起床して，日中に活動し，日が沈むと休息をとるという生活が生物としてのヒトの姿である。しかし，この“眠らない社会”という状況のもと，自然の昼と夜の環境とは異なった明暗サイクルで生活する機会が増えている。このような生活環境が身体のリズムを狂わせ，正常な睡眠がとれない人々の増加を生み出している。睡眠学は，眠りと脳の謎を解き，眠りを守り健康を保ち，健康で豊かな暮らしと社会をつくるために，「睡眠科学」，「睡眠医歯薬学」および「睡眠社会学」の3つの観点から構成されている。

《キーワード》 24時間社会，睡眠学，睡眠科学，睡眠医歯薬学，睡眠社会学

1．睡眠学の背景

近年，日本人の生活スタイルは夜型化して，睡眠時間は年々確実に減少している。NHKが5年ごとに実施している「国民生活時間調査」によると，1960年には8時間13分であった睡眠時間は，2015年では7時間15分と1時間近く減少している。また，夜10時に寝ている率も70%弱から27%と著しく減少している（図1-1）。睡眠時間を他国と比較しても，日本は韓国と並び最も短い部類に入る。睡眠時間が短くても，日常生活に支障がなければ問題はないが，実際には，睡眠不足によりもたらされる影響は大きく，看過できるものではない。

日の出とともに起床して，日中に活動し，日が沈むと休息をとるとい

う生活が生物としてのヒトの本来の姿である。しかし，現代は24時間社会となり，この“眠らない社会”という状況のもと，稼働率を上げるために連続操業をする工場が急増し，交代制勤務や時差勤務が余儀なくされ，夜に活動して昼間に眠るなど，自然の昼と夜の環境とは異なった明暗サイクルで生活する機会が増えている。このような生活環境が身体のリズムを狂わせ，正常な睡眠がとれない人々の増加を生み出し，不眠症は5人に1人，睡眠薬の使用は20人に1人といわれるまでになっている。

私たち日本人は，世界でも勤勉な国民として有名である。不眠不休を美徳として先進国といわれる地位を獲得したが，1日24時間という限られた時間の中で私たちが削ってきたものは，実は“睡眠”という，生きていくために必要不可欠な営みであった。心身ともに健康で質の高い生活を送るためには，いかに睡眠が大切であるか，再認識する時期にきている。

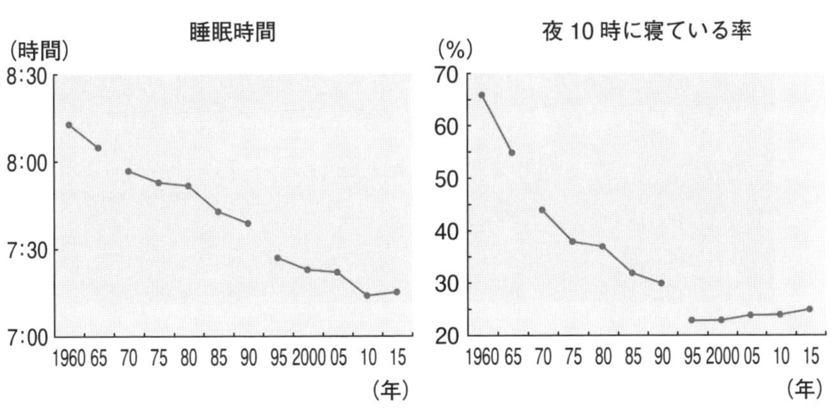

図１-１　日本人の睡眠時間の短縮化
（NHK放送文化研究所，2015年国民生活時間調査より作成）

2. 睡眠研究の歴史

(1) 有史以来

有史以来いつの世も，睡眠は人びとの興味の対象であった。フランス，ボルドー近くのドルドーニュ河流域にあるラスコー洞窟の旧石器時代の壁画には，多くの野牛が描かれている。その中に，「死んだ男 Dead Man」と称される壁画（図1-2）がある。野牛の下に一人の男が横になっていて，その横に白い鳥が飛んでいる。狩にでた男が野牛に殺され，魂が鳥の形になって死体から抜け出したと一般には考えられている。し

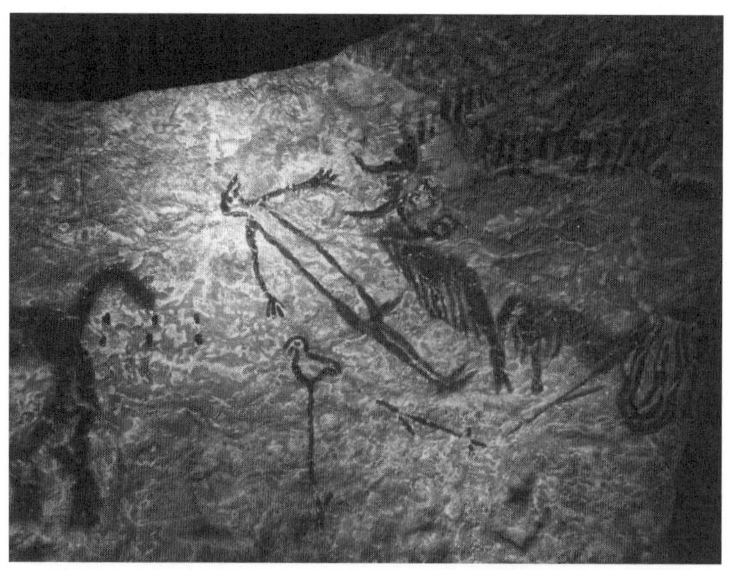

写真提供：ユニフォトプレス

図1-2　ラスコーの洞窟壁画

洞窟の壁画の中で，その意味について最も議論されている絵である。睡眠学的見地からすると，男は死んでいるのではなく夢を見ているという解釈ができる。

かし，絵をよく観察すると，男のペニスが勃起している。これは夢と関係の深いレム睡眠時の生理的反応であり，睡眠学的見地からすると，男は死んでいるのではなく，夢を見ているという解釈ができる。

古来より，睡眠は覚醒と「死」の中間状態であると見なされていた。夕べに沈んだ日は朝に再び昇り，新しい生命となって現れる。日の沈んだ夜は眠りと死の世界とされた。ギリシャ神話には，昼夜を支配するさまざまな神々が登場するが，夜を支配するニクスは女神であり，世界が混沌としていた頃の神カオスの娘である。ヒプノスとタナトスという双子の神は，夜の女神の息子たちで，ヒプノスは眠りの神（図1－3）であり，タナトスは死の神である。人々はヒプノスによって眠りを，タナトスによって死を与えられると想像していた。ヒプノスは，現在では睡眠や睡眠薬を意味する用語の語源となっている。

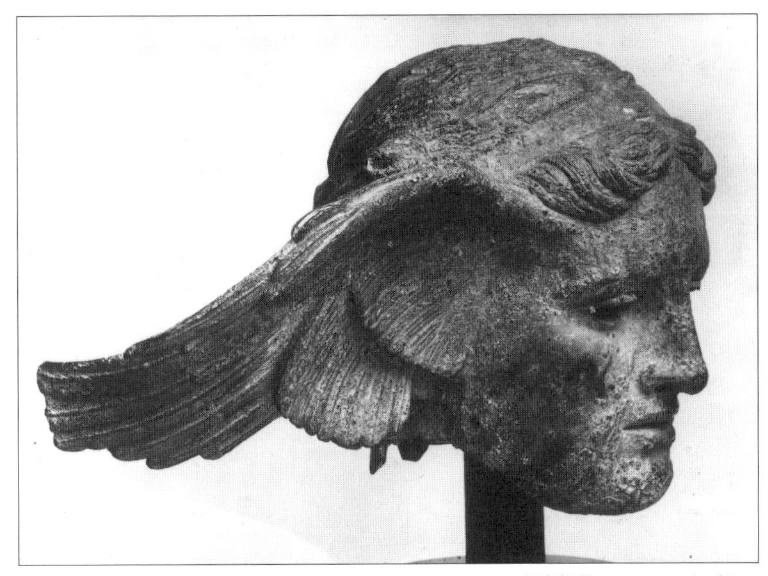

写真提供：ユニフォトプレス

図1-3　眠りの神　ヒプノス

時代が下り，我が国では，1400年代に武家として活躍した北条早雲が，「早雲寺殿廿一箇条」とされる家訓の中で，「夕べには五つ以前に寝静まるべし，すべて寅の刻に起き，得分あるべし（夜8時に寝て，朝4時に起きなさい）」と定めている。同時代のヨーロッパでは，トーマス・モアが1516年に『ユートピア』を著述しているが，そのなかでも，架空の理想国家の人々の労働は，午前と午後の3時間ずつ，休憩は昼食後2時間，睡眠は8時間（20時ごろ就寝，4時ごろ起床）と，睡眠学から見て，とても身体リズムに合致した生活パターンを述べている。

ドイツのクリストフ・ヴィルヘルム・フーフェラントは，1798年に出版の『長寿学』の中で，「睡眠とは生きるための最も賢い行為のひと

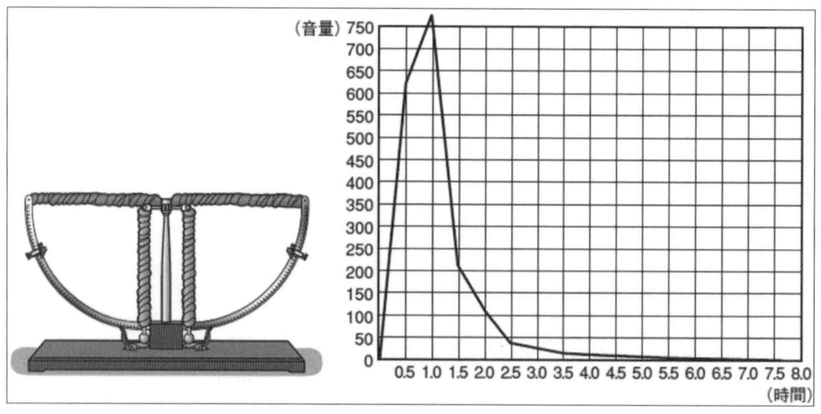

図1-4　コールシュッターの睡眠深度曲線（Kohlschütter, 1862）
コールシュッター（Kohlschütter）が1862年に用いた睡眠深度測定機（左）とその記録（右）。測定機のメモリ上の指定位置から落とされた振り子が鉄柱に当たって発する音を刺激とし，被験者が覚醒する音量で睡眠深度曲線が作成された。右図縦軸は被験者が覚醒した時の振り子を落とした位置（音量），右図横軸は入眠後の経過時間を表す。

つであり，睡眠時間が削られたり，精神的緊張で占められたりすると，短命となる」と，説明している。

（2） 睡眠科学の始まり

1860年代にドイツのE・コールシュッターは睡眠深度を測定するために，眠っている被験者が覚醒するのに必要な聴覚刺激の閾値を計測して，一夜の睡眠深度曲線を描いた（図1-4）。また，1890年代にはロシアのミカエローヴァ・マナセーナが，イヌの眠りを持続的に奪うと死に至ること，断眠による影響は脳細胞に最も著しいことを明らかにした。

19世紀末には，「睡眠毒素」仮説が提唱された。昼間の覚醒中に疲労物質が蓄積し，それが脳機能を抑制して最終的に睡眠をもたらすというものである。20世紀初頭にフランスの生理学者ピエロンと，名古屋医学校の石森は，互いに独立して，断眠させた犬の血清や脳脊髄液を別の犬に投与すると，睡眠が誘発されることを報告した。石森は同じ親から同時に産まれた幼犬を一対にして比較するために，5対の幼犬10頭を選んだ。一方には普通の生活をさせておき，それぞれの兄弟犬には24～113時間の断眠をさせてから，正常犬と断眠犬のそれぞれの脳のアルコール抽出物を，人によく馴れた正常な3頭の幼犬の皮下に注射してみた。断眠犬の抽出物を注射された被験犬の反応については，次の様な報告であった。

「犬は注射をされて30分たった頃より，しきりに涙やよだれをながし，時々戦りつを起こし，歩くのを嫌がり，一ヵ所に座って，呼びかけにも応じなかった。食べ物を与えても食べようとせず，無理に歩かせようとしても歩行を嫌がった。無理に歩かせると，よろよろして，好んで隅の方や机の下に逃げていた。そのまま放置しておくと，最後にはぐっすりと眠ってしまった」

被験犬は数時間から一昼夜熟睡したが，翌日にはすっかり回復していた。一方，同じ犬に正常犬の抽出物を注射したときは，涙とよだれをたらすほか，たいした変化はみられなかった。

もう一つの大きな発見は，オーストリアの神経学者であるコンスタンティン・フォン・エコノモによる睡眠中枢・覚醒中枢仮説（図1−5）の提唱である。第一次大戦前後にウイーンで流行した嗜眠性脳炎（エコノモ脳炎とも呼ばれるウイルス性脳炎）は，病変部位によって嗜眠と不眠

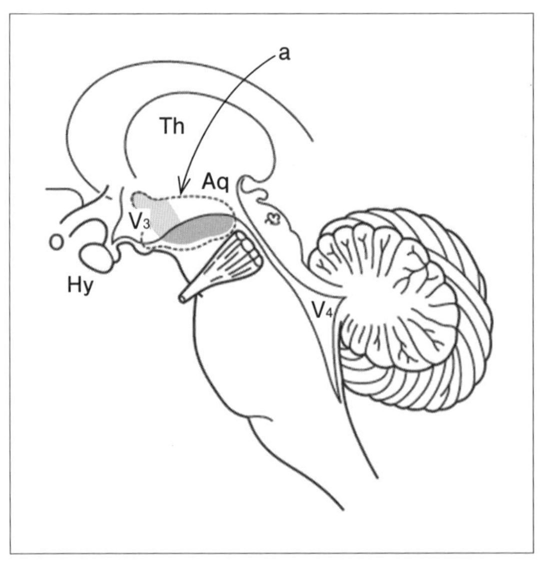

図1-5　エコノモの睡眠・覚醒中枢

(Economo, 1930)

aの点線で囲まれた部位が睡眠調節に関係する重要な部位であって，その前部視床下部の損傷では不眠状態が起こり，後部視床下部の損傷では嗜眠状態が起こる。Th：視床，Aq：中脳水道，Hy：下垂体，V_3：第3脳室，V_4：第4脳室

のいずれをもたらすことがあった。脳の解剖所見から，エコノモは大脳基底核近傍の前部視床下部には睡眠中枢があり，その病変により不眠が生じること，後部視床下部から中脳吻側部には覚醒中枢があり，その部位の障害により嗜眠が生じることを提唱した。最近，前部視床下部の腹外側視索前野には，覚醒系を抑制する睡眠中枢の存在が明らかにされ，後部視床下部の結節乳頭核は脳の広汎な部位に投射する重要な覚醒中枢であることが証明された。

（3） 脳波の発見からレム睡眠の発見

ドイツのベルガーがヒトの脳波を初めて記録したのは1924年のことであるが，彼はそのときにすでに覚醒状態から睡眠に移行すると脳波が変化することを見いだしていた。第二次大戦後，動物の脳に電極を埋め込み，脳波を長期間にわたって記録することが可能となった。

睡眠が質的に異なる二つの要素，すなわちノンレム睡眠とレム睡眠からなることを発見したのは，当時シカゴ大学の教授であったクライトマンとその大学院生アゼリンスキー（1953年）であった。アゼリンスキーは，生まれたばかりの自分の息子を被検者にして，睡眠中に急速眼球運動を伴う特殊な睡眠期が存在することを発見した。

レム睡眠の発見は動物においてではなく，ヒトにおける観察からであったことが特筆に値する。その後，1960年代にはノンレム・レム睡眠周期や，一晩の睡眠経過について，終夜睡眠ポリグラフ検査による解明が急速に進み，現在の睡眠医学の隆盛をもたらしている。

（4） 最近の進歩

第一の進歩は，時間生物学が睡眠学とドッキングしたことによりもたらされた。睡眠覚醒リズム障害などの概念の導入や，時計遺伝子と種々の睡眠障害に関する研究などがそれである。

第二の進歩は，内因性睡眠物質の探求によりもたらされた。我が国の早石（プロスタグランジン）や井上ら（ウリジン，グルタチオン）の研究はその代表である。

第三には，20 世紀の最後に見いだされたオレキシンがヒトと動物の眠り病（ナルコレプシー）の原因物質であることの発見である。

3. 睡眠学とは

2002 年に，日本学術会議から「睡眠学」という新しい学問体系が提唱された。睡眠に関する正しい知識を習得し，健康で快適な生活を維持していくために，「睡眠学」（図 1－6）の切り口からさまざまな調査，研究，治療・予防方法の開発，国民への啓発活動が始められている。睡眠学は，眠りと脳の謎を解き，眠りを守ることにより健康を保ち，眠りで

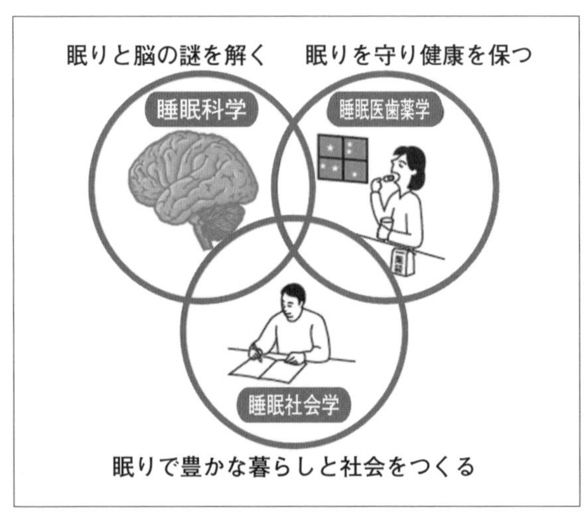

図 1‐6　睡眠学の概念（高橋編，2003）

豊かな暮らしと社会をつくるために，「睡眠科学」，「睡眠医歯薬学」および「睡眠社会学」の３つの観点から構成されている。

（1） 睡眠科学

睡眠科学は「眠りと脳の謎を解く」という内容で，睡眠の役割やメカニズムを研究する領域である。睡眠は単なる活動の停止や休息といったものでなく，睡眠中に生命に必須の生理機能が営まれている。睡眠は生体防御機能を備え，情報処理など脳の高次機能を発揮する。脳の総合機能として，積極的に睡眠が起こるのである。現在，睡眠や覚醒にかかわる神経伝達物質の研究や，睡眠を引き起こす物質（プロスタグランジン D_2，グルタチオン）の研究が盛んに行われている。

最近では，睡眠と覚醒のリズムをつくり出している時計遺伝子が発見され，この遺伝子が内分泌，代謝，循環などの身体のリズムとも関連していることが明らかにされてきた。このような研究成果は，生活習慣病の予防や治療にも役立っている。

（2） 睡眠医歯薬学

睡眠医歯薬学は「眠りを守り健康を保つ」という目的で，さまざまな睡眠障害を診断，治療，予防の研究を行う領域である。

現在のところ，睡眠障害については国際分類で約 80 近くの診断名があげられている。不眠は神経症，うつ病，統合失調症など，精神疾患において必発症状であるばかりでなく，初期症状や増悪因子として極めて重要である。また，睡眠時無呼吸症候群は有病率が高く，高血圧，糖尿病，脳血管疾患を併発するなど，重要な疾患である。さらに，多くの身体疾患では睡眠障害を併発する。

睡眠障害はそれ自体の問題のみならず，睡眠障害により，脳や身体の修復，成長，免疫といった機能が障害され，昼間の活動性低下につながることに注目すべきである。また，これまでに得られた睡眠障害の知識や治療技術は十分に広まっておらず，一般医療のレベルでは睡眠医歯薬学の教育・普及が必要になっている。

(3) 睡眠社会学

睡眠社会学は「眠りで豊かな暮らしと社会をつくる」という内容で，睡眠のとり方や睡眠不足が社会生活に大きく影響していることから，社会，経済問題を研究する領域である。

夜型社会が睡眠障害を招来している。夜型社会は，幼小児の睡眠を障害し，学童や中高生の活動性，学業成績の低下をもたらしている。産業事故や交通事故の多くが，深夜や早朝に眠気と関連して起こっている。また，交代制勤務や大陸間の短時間移動などに伴う時差ボケから生じる健康問題も重要である。睡眠障害は心筋梗塞，脳梗塞の増悪因子であり，睡眠障害の予防により 1 兆 6,000 億円の医療費が節約できると試算されている。身体リズムの側面から研究が進められ，勤務スケジュールの調整により，労働疲労を軽減する方策もあるが，現在の日本ではその重要性が十分に認識されているとはいえない。今後，健全な社会生活を営むために，非常に重要な研究課題となってくる。

このような睡眠学は，今後，社会学，文化学，さらに幅広く，工学，経済学などを含め，各研究分野の情報やアイデアを交換しながら，領域を広げて学際的に取り組むことが必要となる。また，睡眠に関連した社会的な問題解決のためには，広く社会の理解を得ながら，国家的プロジェクトとして，幅広い睡眠研究，睡眠学の充実が望まれるところである。

参考文献

北浜邦夫『ヒトはなぜ夢をみるのか』文藝春秋（2000）
高橋清久編『睡眠学　眠りの科学・医歯薬学・社会学』じほう（2003）
井上昌次郎『眠りを科学する』朝倉書店（2006）
宮崎総一郎，大川匡子編著『睡眠学概論』滋賀医科大学睡眠学講座（2011）

2 生体リズム

林 光緒

《目標 & ポイント》 私たちが夜眠り，朝起きるのは，私たちの体内に生体リズムが備わっているからである。約1日周期の生体リズムである概日リズムは，視床下部にある視交叉上核によって調整されている。視交叉上核は，網膜から入力される青色光に反応する。ヒトの概日リズムはもともと24時間よりもやや長く，朝の体温上昇期に太陽光を浴びることによって24時間周期にリセットされている。概日リズム以外にも，種々の生体リズムが睡眠に影響を及ぼしている。

《キーワード》 概日リズム（サーカディアンリズム），体温リズム，超日リズム（ウルトラディアンリズム），同調，脱同調

1．リズム現象と生体リズム

私たちは朝になると目覚め，夜になると眠る。このような1日のリズム現象は，睡眠だけでなく，体温やさまざまなホルモン分泌にもみられる。日中と夜間では明るさや温度など環境が変わるが，環境条件を一定に保った場合でもリズム現象がみられる。このようなリズム現象を生物リズムまたは生体リズムという。生体リズムは，われわれが体内に持っている生物時計によって駆動されている。

生体リズムはその長さによって3種類に区分されている。およそ1日の周期を持つ生体リズムを概日リズム（サーカディアンリズム），1日よりも長いリズムをインフラディアンリズム，1日よりも短いリズムを

ウルトラディアンリズムという。なお，サーカディアン（circadian）とは，「約」を意味するcircaと，「1日」を意味するdianを組み合わせた造語である。

一方，生物がもともと体内に持っているリズムを内因性リズムといい，生物時計とは関係なく，環境変化に合わせることで生じているリズム現象を外因性リズムという。生物にみられるリズム現象が内因性か外因性かを識別するには，明るさや温度などの環境条件を一定に保てばよい。このような環境を恒常環境と呼ぶ。あるリズム現象が恒常環境のもとでも引き続きみられる場合は内因性リズム，恒常環境のもとでは消失してしまう場合は外因性リズムである。

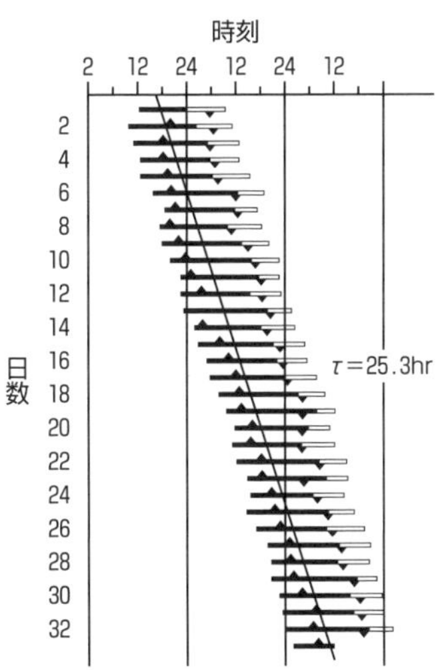

黒い横棒は覚醒，白い横棒は睡眠，上向きの三角は最高体温，下向きの三角は最低体温を示す。

図2-1　時間手がかりのない恒常環境下で33日間過ごした26歳男性の睡眠・覚醒リズム（Wever, 1979より）

しかし,内因性リズムは環境の変化と全く無関係というわけではない。生物は環境の周期的な変化に応じて内因性リズムを調整することができる。このように環境の周期と生体リズムが一致した状態を同調といい,生体リズムを環境の周期に同調させる環境要因を同調因子,または時間手がかりという。

例えば,図2-1のように,ヒトを時間手がかりのない恒常環境下におくと,睡眠覚醒リズムや体温リズムの周期は24時間よりも長くなる。しかし,日常生活の中では,この周期のままだと徐々に24時間の生活と乖離してしまう。毎日決まった時刻に朝日を浴びることや,時計に合わせて生活することによって,われわれは概日リズムを24時間に合わせている。

2. 概日リズム

(1) 概日リズムの中枢と同調因子

概日リズムの中枢は,視床下部にある視交叉上核にある。視交叉上核の時計機構は,目から入ってきた光の情報にもとづいて調節され,24時間周期を維持している。動物にとって光は最も強力な同調因子である。

一方,遺伝子によるタンパク質合成においても概日リズムがみられる。概日リズムに関する遺伝子を時計遺伝子という。時計遺伝子は視交叉上核だけでなく,脳の他の部位や,筋肉,内臓など体の全身に存在する。このように概日リズムは,視交叉上核にある中枢時計と,末梢組織にある末梢時計によって調節されている。視交叉上核を破壊すると,末梢の時計遺伝子による概日リズムは残るが,それぞれのリズムのタイミング(位相)はバラバラになる。このように末梢時計は種々の生理機能の概日リズムを調整し,視交叉上核はこれら概日リズムの位相を同調させる働きを持っている。

光だけでなく食事も概日リズムの同調因子として作用することが知られており，肝臓や小腸など内臓における末梢時計の位相は，朝食をとることによってリセットされると考えられている。また，ヒトの場合，始業時刻や他者との社会的接触，時刻を知ることなどの社会的要因が就床・起床時刻を左右する。このように，社会的要因が睡眠覚醒リズムの同調因子として作用していると考えられている。

(2) 光と概日リズム

目の網膜にある視細胞には，色や形の識別に関与する桿体(かんたい)や錐体(すいたい)と，色覚には関与しない神経節細胞がある。これらの細胞には，さまざまな波長の光に応答する色素タンパク質であるロドプシン，フォトプシン，メラノプシンが含まれている。色や形の識別に関与する桿体にはロドプシンが含まれており，波長約500nm（ナノメートル）の青緑光を最もよく吸収する。錐体に含まれるフォトプシンには，青（約420nmをピークとする波長の光），緑（約530nm），赤（約560nm）の各色に応答する3種類がある。これら桿体と錐体が感受した光の情報は，視神経を通って後頭部にある大脳の後頭視覚野に送られる。これに対して神経節細胞に含まれるメラノプシンは，約480nmをピークとする460～500nmの青色の波長の光を感受し，この光情報が視交叉上核に送られる。

しかし，光が概日リズムに及ぼす効果は，そのタイミングによって異なる。夜から朝にかけての体温が低い時間帯に光を浴びると，概日リズムの位相が変化する。その変化の仕方は，早朝の最低体温の前後で大きく異なる。図2－2は，5,000ルクス以上の高照度の光を6.7時間照射したときのメラトニン分泌における概日リズムの位相の変化を示したものである。メラトニンは夜間に分泌されるホルモンで，視交叉上核に作用し，概日リズムの調整に関与している。その分泌開始時点や，分泌開始と終了時刻の中点が概日リズムの周期の指標としてよく用いられている。図の横線は最低体温の時点を 0 として 24 時間表記したものである。縦線は，松果体から分泌されるメラトニンの分泌時刻がどれくらい変化したかを示しており，プラスになるほど分泌時刻が早くなり（位相前進），マイナスになるほど分泌時刻が遅くなった（位相後退）ことを示している。体温の最低時刻（0 時）よりも前に光を照射するとメラトニンの分泌時刻が遅くなり，体温の最低時刻よりも後に光を照射するとメラトニンの分泌時刻が早くなることがわかる。なお，高照度光を照射しない恒常条件下では 24.54 時間の周期が観測されており，これは 0.54 時間，位相後退したことを意味する。その結果が図中の点線（－0.54 時間）で示されている。

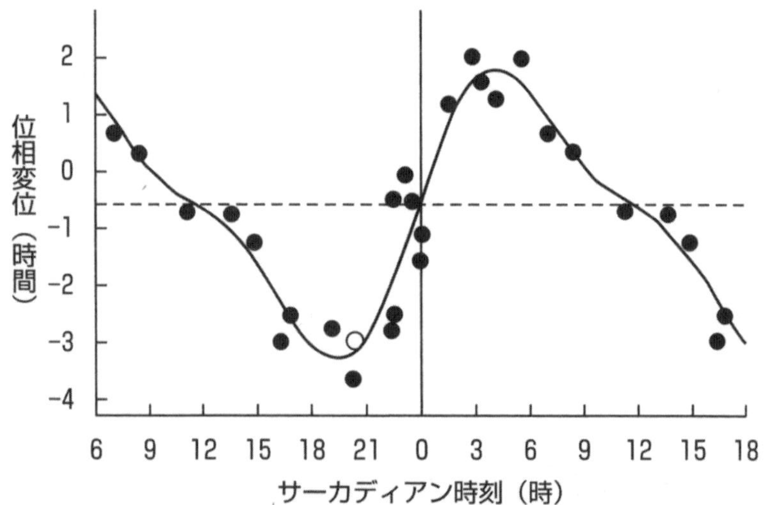

図 2-2　高照度光を 6.7 時間照射したときの概日リズムの位相反応曲線
（Khalsa *et al.*, 2003 より）

このように最低体温以前の体温下降期に光を浴びると，概日リズムの周期が長くなり，位相が後退する。5,000 ルクスという明るい光でなくても，夜間の3時間，80 ～ 160 ルクスの光を浴びるだけで，概日リズムの位相が後退することが報告されている（Zeitzer *et al.*, 2000）。これは，やや暗めの室内の明るさに相当する光量である。夜間は光に対する感受性が高いため，夜遅くまで部屋の灯りをつけているだけで，夜型の生活が助長されることになる。

これに対して最低体温以降の体温上昇期に光を浴びると，概日リズムの周期が短くなり，位相が前進する。ヒトの概日リズムの周期はもともと24時間よりも長いため，体温上昇期に光を浴びることによって24時間周期にリセットされている。通常われわれは，体温上昇期に日の出を迎えることになるため，毎朝浴びている朝日が概日リズムの調整に有効に作用している。

このような光による概日リズムの調整は，先述の通り，青色波長の光が関与している。青色波長の光は太陽光だけでなく，蛍光灯やLEDなどの人工照明にも含まれている。特に昼光色の蛍光ランプや昼光色LEDは，青色成分が強調してつくられている。朝にこれらの光を浴びることは概日リズムの同調に効果的であるが，夜間に浴びると概日リズムの位相が後退し，夜更かしを招いてしまう。夜間睡眠を良好に保つための光環境として，夜間は青色波長光が少ない白熱灯を用いたうえで，夜間活動時は100 ルクス程度，就床直前は30 ルクス程度に照度を抑えることが推奨されている（小山，2011）。

(3) ヒトの概日リズムの周期

ヒトの概日リズムに関する研究は，ドイツのマックスプランク研究所で精力的に行われてきた。ここでは，第二次世界大戦中につくられた防空壕を利用して，外的な光や音を遮断した実験室を用いた実験が行われた。1970年代までに同研究所で行われた実験に参加した147名の概日リズムを調べると，その周期は平均25.0時間であった。図2−1も，同研究所で得られた研究結果である。

しかし，マックスプランク研究所で行われた実験では，実験参加者が起きている間は明るい室内灯がついており，また，眠っている間は完全な暗闇ではなく，机と床の照明がついていた。先述の通り，夜間は室内光程度のものであっても，概日リズムの位相が後退する。したがって，ヒトの概日リズムを正確に測定するためには，光の影響を極力抑える必要がある。豆球程度の薄暗い8ルクスの照明の中で生活してもらった実験の結果では，24時間16分周期の概日リズムがみられた（Middleton *et al.*, 1996）。また，毎日の就床時刻を4時間遅らせ，強制的に28時間周期になるよう生活してもらった実験の結果では，体温リズムは28時間には同調せず，24時間11分の周期を示した（Czeisler *et al.*, 1999）。日本で実施された28時間周期実験においても実験中に照度を15ルクス以下に保ったところ，メラトニンの分泌リズムは平均24時間10分であった（Kitamura *et al.*, 2013）。これらの結果から，現在では，ヒトの概日リズムの周期は25時間よりも短く，24時間に近い周期であると考えられている。

（4） 内的脱同調と外的脱同調

ヒトにおける代表的な概日リズムは，睡眠覚醒リズムと体温リズムである。体温には，およそ0.5〜1.0℃の日内変動があり，夕方に最高となり，早朝に最低となる。睡眠は体温と密接な関係にあり，体温下降期に夜間睡眠が始まり，体温上昇期に夜間睡眠が終わり，目が覚める。普段就床している時刻よりも早く眠ろうとしても眠れないのは，まだ体温が十分に低下していないからである。また，朝になると目が覚めてしまい，それ以上眠れなくなるのは，体温が上昇しているからである。一方，夜更かしの生活を続けていると，早く眠ろうと思っても早く眠ることができなくなる。これは就床時刻を遅らせたために，体温リズムの位相が後退したためである。このように，睡眠覚醒リズムと体温リズムは同調し，互いに影響を及ぼし合っている。恒常環境下でも，このような関係が続くことが多いが，なかには睡眠覚醒リズムと体温リズムが分かれてしまう場合もある。このように二つのリズムが分離する現象を脱同調といい，恒常環境下でみられる脱同調を内的脱同調という。

図2-3は，睡眠覚醒リズムと体温リズムに内的脱同調がみられた例である。最初の2週間は，二つのリズムは25.7時間の周期で同調して

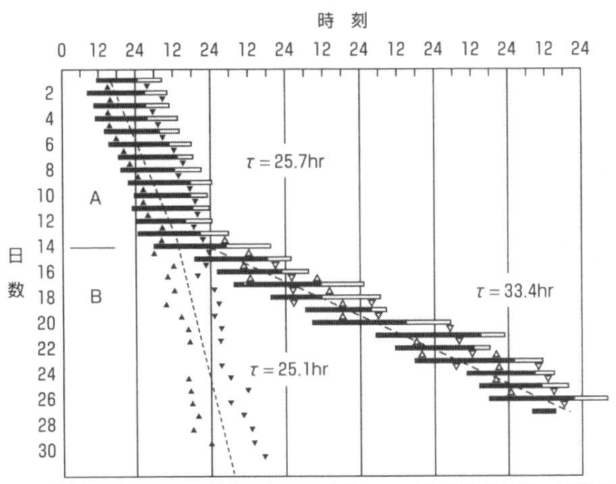

黒い横棒は覚醒，白い横棒は睡眠，上向きの三角は最高体温，下向きの三角は最低体温を示す。

図2-3　恒常環境下における睡眠覚醒リズムと体温リズムにおける内的脱同調（Wever, 1979 より）

いる。しかし，その後の2週間では，体温リズムは25.1時間周期と，最初の2週間とほぼ同等の周期を保っているのに対し，睡眠覚醒リズムの周期は33.4時間と，その周期は大幅に長くなっている。この結果は，睡眠覚醒リズムと体温リズムをつかさどる機構が別々にあることを示している。ただし，内的脱同調が起こっている場合でも，この二つの機構が全くばらばらに動いているわけではない。体温下降期に睡眠が始まった場合は，睡眠時間が長くなり，体温上昇期に睡眠が始まった場合は，睡眠時間が短くなる。このように体温は，睡眠の長さに強い影響を及ぼしている。

内的脱同調が起こると，不快感や疲労感，集中困難や抑うつなど，しばしば心身の不調が起こる。このような症状は，時差症状や夜勤労働者によくみられる。海外旅行に出かけたときや，夜勤労働者では，作業しているときに猛烈に眠くなったり，逆に，眠ろうとしても眠れなかったりする。これは日中が明るく夜間が暗いという環境のサイクルや，いつ寝ていつ起きるかという生活のサイクルが生体リズムと一致していないことが原因である。このように環境や生活のサイクルと生体リズムとの間で脱同調が起こる現象を外的脱同調と呼ぶ。時差症状の場合は，昼と夜という環境のサイクルに対して生活のサイクルを合わせていくことで徐々に生体リズムが同調していくため，1週間程度滞在することでその症状は消失する。しかし，夜勤労働者の場合は，環境サイクルに対して社会生活のサイクルは逆転したままのため，脱同調が解消されることがない。このため，夜勤作業者では睡眠障害や胃腸障害など夜勤病と呼ばれる症状が現れやすい。

3. 概日リズム以外の生体リズム

(1) ウルトラディアンリズム

恒常環境下で一日中過ごしたり，退屈で興味のわかない作業を一日中おこなったりすると，２～３時間の周期で覚醒レベルが変動し，周期的に眠気が現れる。しかし，このような日中のウルトラディアンリズムは比較的不安定な現象で，環境要因が変化することによって容易にマスキングされる。興味深くて楽しい作業や，出来高に応じて報酬が与えられる作業など，動機づけが高まると，覚醒レベルは長時間にわたって一定レベルに保たれ，眠気の周期的な変動はみられなくなる。

(2) 概半日リズム

午後の眠気は，全世界で共通して認められ，午後に昼寝をとる人も多い。地中海沿岸地方や南米では昼食後の昼寝をシエスタと呼んでいる。

午後の眠気は，昼食をとったことが原因であると考える人は多い。実際，胃内に食物が入ると眠気が高まることや，低カロリーの昼食よりも高カロリーの昼食をとった方が午後の眠気が高まることが報告されている（Reyner *et al.*, 2012）。しかし，昼食を抜いた場合でも，また，一日中ベッドの上で過ごしながら１時間毎に少量の食事をとってもらい，昼食の影響を取り除いた場合でも午後には眠気が高まる（Carskadon と Dement, 1992）。この結果から，昼食は午後の眠気を引き起こす要因の一つとは言えるが，昼食だけが午後の眠気の要因であるとは言えない。

一日の中で眠気が一番強いのは，早朝の最低体温付近である。午後の眠気は，そのおよそ半日後に生じることから，ヒトには半日周期の概半日リズムが存在するのではないかと考えられている。

このような午後の眠気のピークは，居眠り運転事故の発生時刻と一致している。米国ノースカロライナ州で発生した4,333件の居眠り運転事故を調べた結果や，イタリアの高速道路における居眠り事故を調べた報告でも，早朝と午後に居眠り事故が多発している（第10章，図10−2）。

（3）1週間のリズム

約1週間のリズムをサーカセプタンリズムという。男性ホルモンの代謝産物で，性腺や副腎皮質の疾患の検査に用いられているケトステロイドを尿から毎朝採取すると，週の初めは分泌量が少なく，週の半ばに増大し，ふたたび週末に向けて減少するという週リズムがみられる(Halberg *et al.*, 1965)。しかし，これが内因性リズムかどうかは明らかになっていない。

一方，毎週のように見られる現象として，月曜日の朝が憂鬱になるという，いわゆるブルーマンデーがある。われわれは仕事や学業などの始業時刻に間に合うよう，平日は毎朝決まった時刻に起床している。このような社会的スケジュールが同調因子となり，平日は24時間周期を維持している。しかし，休日は平日と同じ時刻に起きる必要はなく，24時間周期を維持する必要もないため，同調因子がなくなり，概日リズムの周期は24時間よりも長くなる。その結果，起床時刻が平日よりも遅くなる。土日を週休2日としている職場が多い日本では，土曜日よりも日曜日の方が，起床時刻が遅くなる。第9章の表9−1にあるように，総務省の調査の結果でも，平日に比べて土曜日では28分間，日曜日では36分間，起床時刻が遅くなっている。このように休日には睡眠覚醒リズムの位相が後退するとともに，体温リズムの位相も後退する。

月曜日には，平日の周期に戻すため，休日に遅れた位相を前進させなければならない。そこで日曜日の夜に早く眠ろうとしても，体温リズムが後退したままであるため，体温がまだ十分低下しておらず，なかなか眠れない。さらに月曜日の朝も，起床時刻には，まだ体温が十分あがっておらず，目が覚めにくい。こうして月曜日の朝は睡眠不足と，まだ体温が低いことで眠気が強く，ブルーな気分になる。

仕事や学業によるストレスもブルーマンデーの一因となっている場合もあるが，週末に朝寝坊を繰り返している生活は，生活リズムと生体リズムのズレによる外的脱同調を招くため，ブルーマンデーが助長されることになる。

(4) 1ヶ月のリズム

約1ヶ月のリズムを概月リズムという。ヒトでは月経周期がこれにあたる。女性の月経周期は約28日で，月経開始の約14日後に排卵が起こる。月経から排卵までを卵胞期，排卵から月経までを黄体期という。黄体期はプロゲステロンの分泌量が増加する。このホルモンには体温上昇作用があるため，卵胞期と比べると体温が0.3～0.4℃上昇する。特に月経直前の黄体後期は，夜間に体温が十分低下せず，朝の体温上昇も緩やかになる。その結果，睡眠が深くなりにくく，徐波睡眠とレム睡眠が減り，睡眠段階2が増える。このように睡眠内容が悪化することに加え，プロゲステロンの影響でさらに眠気が強くなる。このような眠気や睡眠内容の変化は，月経2～3日後以降に消失する。

(5) 1年のリズム

1年周期のリズムを概年リズムという。概年リズムは内因性のリズムであり，季節の変化によって生じる季節リズムとは区別される。概年リズムは，鳥の渡りや齧歯(げっし)類の冬眠など，一日の光の長さや温度を1年中一定に維持した環境下でも出現する。

ヒトに概年リズムが存在するかどうかは不明だが，ヒトの睡眠に季節リズムがみられることが報告されている。札幌市で四季ごとに学生を隔離環境下においたところ，就床時刻には季節による差がほとんどみられなかったが，起床時刻は冬になると遅くなり，それに伴って睡眠時間が長くなっていた。メラトニンの分泌リズムも冬になると位相後退していた（橋本・本間，1999）。

また，季節性感情障害では，うつ症状が秋から冬にかけて発症し，春から夏にかけて寛解するという季節性変動がみられる。

参考文献

堀忠雄編『睡眠心理学』北大路書房（2008）
本多和樹編『眠りの科学とその応用Ⅱ』シーエムシー出版（2012）

3 睡眠の役割

宮崎 総一郎

《目標 & ポイント》 睡眠とは「脳による脳のための管理技術」である。睡眠中には，脳が休息するだけでなく，積極的に「脳を創り，育て，より良く活動させる」機能がある。睡眠は大きくレム睡眠とノンレム睡眠に分けられ，睡眠初期には深いノンレム睡眠が多く，睡眠後半には浅いノンレム睡眠とレム睡眠が多くなる。睡眠中には，記憶の固定，再生，消去といった脳の高次機能が発揮され，ホルモン分泌を通じて身体を修復し，あすの活動に備えるための準備が行われている。脳は，身体各所からの情報を集中的に処理し，信号を出して全身を制御するため，体重のわずか2%の重さの脳が，エネルギーの20%を消費する。このように，高度の精密機械である脳は連続運転に弱く，定期的に鎮静化させ，修復する機能を備えている。さらに休息した脳を覚醒させるような機能も睡眠中に発揮される。
《キーワード》 レム睡眠，ノンレム睡眠，交感神経，副交感神経，成長ホルモン，メラトニン，コルチゾール

1. 睡眠の種類

(1) 睡眠と睡眠様状態

街路樹としてよく用いられている合歓（ねむ）の木は，その花が生薬として不眠に効果があるとされている。この木は，方言では眠りの木（ねふりのき）あるいは眠た木（ねぶたぎ）とも呼ばれる。この名前の由来は夜になって葉を閉じることにある（図3-1）が，これは就眠運動と呼ばれている。この就眠運動は1日周期の活動・休息リズム（概日リズム，サーカディアンリズム）の休息期にあたる。毎日規則的に，活動を休止させ

ている状態であり，光の届かないところにおいても，この就眠運動は起こることから，生物時計の支配下にあると考えられる。この状態は確かに休息ではあるが，本当の意味での睡眠とはみなすことはできない。他の生物でも，睡眠様状態や行動睡眠がみられる。例えば，魚は休息期には泳ぎを止め，岩や藻の陰に隠れて動きを止める。この状態では外界からの刺激に対する反応が低下しており，睡眠様状態といわれる。

睡眠と休息の違いは脳機能の違いを意味する。睡眠学では，脳から記録される脳波のパターンから，「脳波睡眠」として定義される高等動物の睡眠だけを睡眠とみなし，「真睡眠」と呼ぶ。体内にある時計機構に依存して休息するのは，真の睡眠とはみなさず，「原始睡眠」と呼ぶ。

（2） 2種類の睡眠

高等動物の睡眠は大きくレム睡眠とノンレム睡眠に分かれ，眠っている姿勢からもこの違いがわかる（図3−2)。ネコに見られるように，首を保持してうずくまるように眠っている時期がノンレム睡眠，だらりと

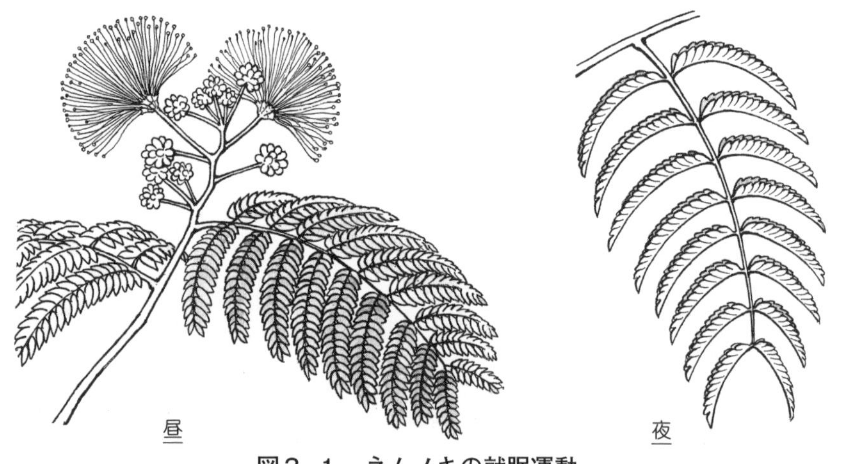

図3-1　ネムノキの就眠運動

力が抜けて無防備な姿勢で眠っている時期がレム睡眠である。レム睡眠期には，まぶたの下で眼球が「キョロキョロ」と動く特徴がある。レム睡眠の名称はこの急速眼球運動（rapid eye movement：REM）の様子から名づけられている。それに対して，ノンレム睡眠はレムでない睡眠（Non-REM）という意味である。成人の睡眠では，ノンレム睡眠とレム睡眠とが約 1.5 時間を１単位とする時間的な構造をつくっている。そのなかに，基本的にはノンレム睡眠とレム睡眠とがこの順に１対となっている。

睡眠初期には深いノンレム睡眠が多く，睡眠後半には浅いノンレム睡眠とレム睡眠が多くなる。ノンレム睡眠は意識水準を下げるだけでなく，体温・血圧・脈拍・呼吸数などの低下とも連動して，全身を休息モードに維持する。睡眠中には，記憶の固定，再生，消去といった脳の高次機能や，身体を修復し，あすの活動に備えるためのホルモン分泌が行われている。

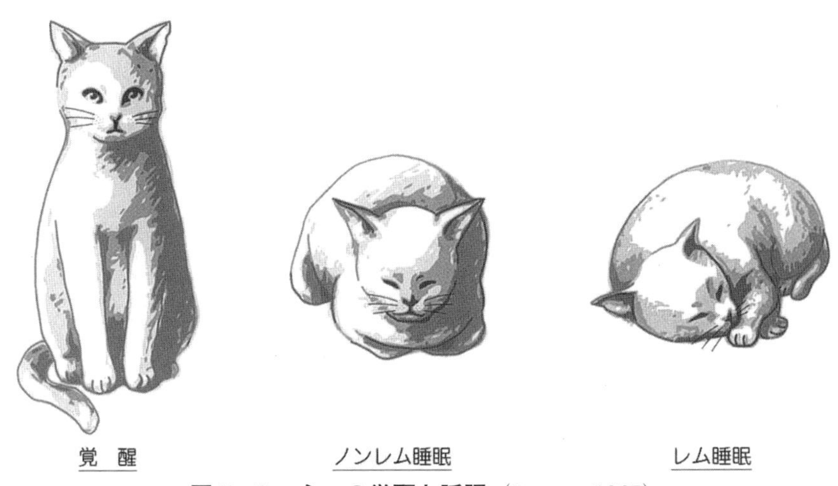

図３-２　ネコの覚醒と睡眠（Jouvet, 1967）

レム睡眠期には大脳が活性化し，しばしば夢をみる。また，体温や心肺機能を微調整する機能が不備なので，明け方に近づきレム睡眠が増えるにしたがって，ノンレム睡眠中に低下した体温が上昇してくる。血圧や呼吸の乱れも生じる。こうして，全身が覚醒モードへ移行する。さらに，レム睡眠時に大脳皮質は覚醒準備状態にあり，しかも外部から脳への入力が届きにくくなっているので，情報を再編成するのに好都合とも考えられている。

2. 睡眠の役割

睡眠は，毎日のように繰り返される行為であるが，その役割について正しく答えることは難しい。疲れたから眠るといった消極的な役割であろうか。生物の生命維持にとって一番重要なものは，栄養であることは明らかである。栄養を得るために，労働（活動）が必要である。労働によって疲労した脳や身体を回復，修復するために睡眠が必須となる。ヒトの脳の重さは，成人男性で1,400グラムである。その脳は，約1,000億個もの「ニューロン」と呼ばれる神経細胞で構成されている。ニューロンの「樹状突起」や「軸索」では電気的な信号が伝えられる。ニューロン同士をつなぐ「シナプス」では，「神経伝達物質」を介して信号が伝えられる。シナプスの数は100兆にも達すると見積もられている。例えれば，銀河系には1,000億個以上の星が輝いているが，それらの星同士が互いに通信回線でつながっている様子と同じ情報構造が，私たちの脳内に存在しているのである。脳は宇宙をしのぐ，壮大なフロンティアであるともいえる。

高度に集積された大脳はエネルギーを大量に消費する。表3-1は臓器・組織のエネルギー代謝量の割合を示しており，それぞれの数字は身体全体に占める割合（%）である。脳は，身体各所からの情報を集中的に処理し，信号を出して全身を制御するため，体重のわずか2%の重さの脳が，エネルギーの20%も消費するのである。脳は，非常に繊細で脆弱な臓器であり，機能低下しやすく，連続運転に弱い。全身の司令塔であるべき大脳が損傷すると，正常な精神活動や身体動作ができなくなり，生存が危うくなる。そこで，大脳を休息させるだけでなく，修復・回復させるための機能が睡眠なのである。身体疲労は，眠らなくても安静にすることで回復できるが，脳は睡眠をとることでしか修復・回復できないのである。

また，睡眠とは「脳による脳のための管理技術」であり，休息するだけでなく，積極的に「脳を創り，育て，より良く活動させる」機能がある。睡眠は，胎児期や小児期の脳を創り，育てる。成人でも，睡眠中に記憶が整理，固定される。十分な睡眠により，大脳の情報処理能力は回復し，翌日の活動に備えるのである。

表３-１　臓器・組織のエネルギー代謝量 (Gallagher, D. *et al.*, 1998 より改変)

臓器	重量（kg）	エネルギー代謝量		比率（%）
		（kcal/kg/日）	（kcal/日）	
全身	70	24	1700	100
骨格筋	28.0	13	370	22
脂肪組織	15.0	4.5	70	4
肝臓	1.8	200	360	21
脳	1.4	240	340	20
心臓	0.33	440	145	9
腎臓	0.31	440	137	8
その他	23.16	12	277	16

体重70kgで体脂肪率が約20%の男性を想定　　鈴木志保子著　スポーツ栄養学より引用

3. レム睡眠の役割

新生児が眠っているときに，まぶたの下で眼球がキョロキョロと動いたり，まぶたをパチパチと上下するとともに，にっこりと天使の様な笑顔（新生児微笑）を認めることがある。また，手を伸ばしたり，ものを握ろうとする様子も見られる。新生児は，出生後すぐから，泣いて母親の関心を誘い，哺乳を受けたり，さまざまな新体験を記憶することが必要となる。このような動作ができるように，出生前に神経回路を創るのがレム睡眠の役割と考えられている。

大脳ができて，まず現れるのが成人のレム睡眠に相当する「動睡眠」である。この睡眠は胎児や乳幼児では「動睡眠」と呼ばれる。なぜなら，この眠りの状態では中枢神経系や筋肉系を始動させる信号が出され，胎児が盛んに動くからである（図 3－3)。レム睡眠は，大脳の機能を発達

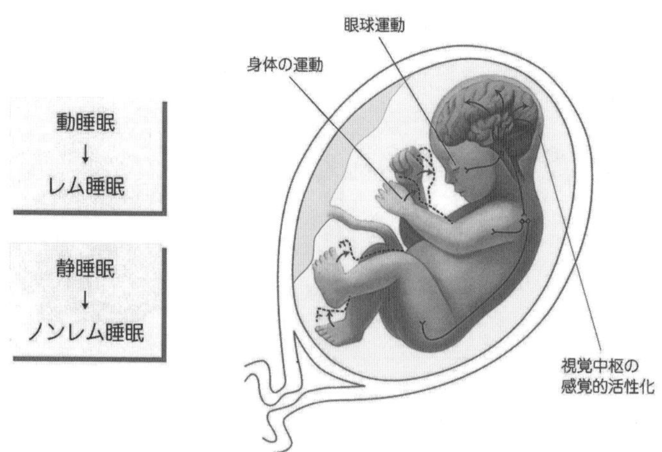

図3-3　胎児の眠り（Hobson, 1991 より改変）

させ，意識を覚醒の状態に導くと考えられている。大脳を大きく成熟させる役割をレム睡眠が担っているともいえる。成熟した大脳では，覚醒中に疲労した大脳を休息させ，修復する機能が睡眠の重要な役割となるが，まだ発育段階にある大脳では逆に大脳を覚醒させることが睡眠の役割となる。これは，睡眠の「脳を創る，育てる」役割といえる。

脳幹の中で，自発的に神経細胞が活動して，レム睡眠を発生させるシステムができる。これと連動して，各種の神経回路のいわば敷設工事が行われる。レム睡眠のスイッチを入れる神経細胞が活動して，出生後に働くことになる一連の神経細胞に対して信号を送り，それらが活動するように刺激する。その結果，神経細胞のつながった回路に情報が通りやすくなり，最終的には運動動作を制御する神経回路が形成される。

生まれたばかりの人間は未熟である。とりわけ大脳は成熟するまで，

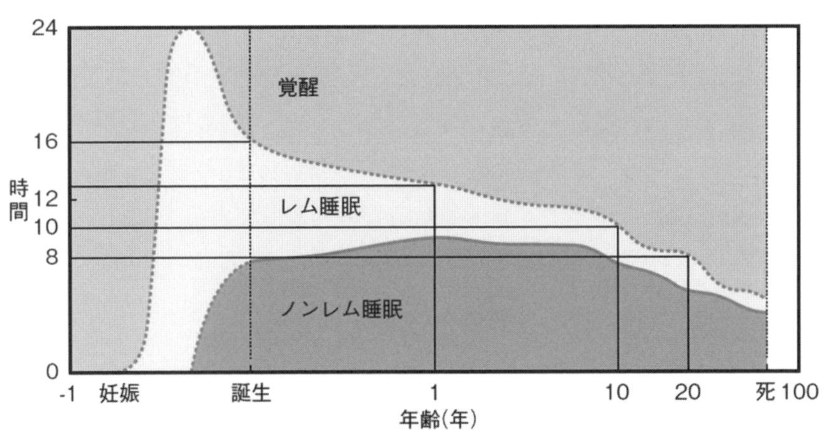

図３-４　レム睡眠・ノンレム睡眠・覚醒の各総量の経年変化
(Hobson, 1991 より改変)

十数年を要する。脳内の神経回路づくりは，乳幼児期にも継続される。新生児がよく眠ること，レム睡眠が多いこと（図3－4），レム睡眠の割合が発育とともに劇的に減っていくことは，このような理由による。

レム睡眠が「浅い眠り」ともされるのは，大脳を活性化して，覚醒を促す役割を担っているからである。胎児脳を覚醒へと導く原動力こそレム睡眠であり，この側面は，成人になってからも機能を縮小してはいるものの，重要な役割がある。大脳が休息状態から自動的に目覚められるのは，レム睡眠が一定間隔で作動しているからである。

4．ノンレム睡眠の役割

大脳が覚醒して活動するようになると，「脳を守る・脳を修復する」眠りが必要となる。この第2の眠りは，「ノンレム睡眠」の原型であり，「静睡眠」と呼ばれる。大脳の発育が進んで覚醒量が増大するとともに，静睡眠（以下「ノンレム睡眠」）の総量は増大し，その分だけレム睡眠の総量が減少する（図3－4）。

ノンレム睡眠は胎児期のかなり遅くに現れ，出生後に急速に増え，最終的に総睡眠量の75～80%を占める。ヒトでは，この眠りに4段階の深度を区別する。深いノンレム睡眠（熟睡）は，脳が高度の統御機構を備えるようになってから開発された眠りといわれる。つまり，「脳を守る・修復する」役割を効率よく発揮させるための眠りである。深いノンレム睡眠は，成長期の幼児期に非常に多いのに対し，高齢者では少なくなる。

5. 睡眠とホルモン

睡眠中には，身体は休息しているだけでなく，明日に備えて各種ホルモンを分泌し，体内環境を整備している。睡眠に関連した，代表的なホルモンについて，図３−５に示している。

(1) 成長ホルモン

成長ホルモンは，脳下垂体から分泌される。成長ホルモンの分泌は，「睡眠に依存」しており，寝入りばなの深いノンレム睡眠期に集中して分泌される。成長期の子どもでは身体の成長に，成人では組織の損傷を修復することで，疲労回復に役立つ。「寝る子は育つ」ということわざは，こうした事実に裏づけられている。

(2) メラトニン

メラトニンは，体内時計の働きで朝の光を浴びてから 14 ～ 16 時間後に血中濃度が増大し始め，眠りの準備をもたらす。メラトニンは「明暗に依存」して分泌される。眠る前に，明るい照明環境にいると，その分

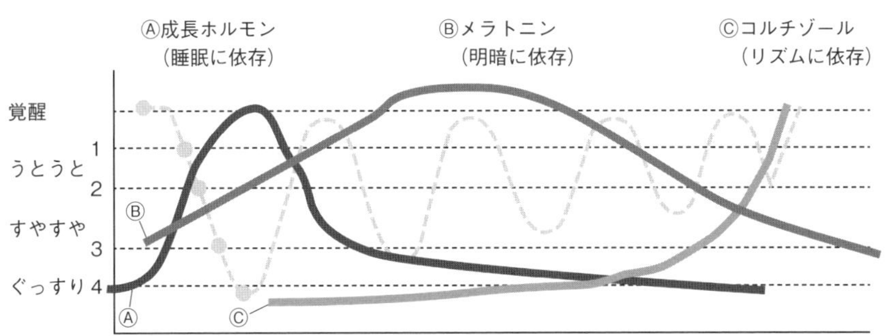

図３-５　睡眠中のホルモン分泌（Coevorden *et al*., 1991 より改変）

泌は抑制され，寝つきを悪くする原因となる。

(3) コルチゾール

コルチゾールは副腎から分泌されるホルモンで，代謝促進作用を有し，ストレスに応じて分泌量が増大する。コルチゾールは，「生体リズムに依存」して分泌される。起床前に最大値を示すことから，覚醒に備えて体温や血糖値を引上げ，体内環境を整える働きがあると考えられている。

参考文献

井上昌次郎『眠りを科学する』朝倉書店（2006）
井上昌次郎『眠る秘訣』朝日新書（2009）
Hobson JA: Sleep. Freeman, New York, 1989［J・アラン・ホブソン（井上昌次郎，河野栄子訳）『眠りと夢』東京化学同人（1991）］
藤田哲也『脳の進化』Newton ムック 脳のしくみ（2008）
宮崎総一郎ら，編著『睡眠学入門ハンドブック』日本睡眠教育機構（2011）

4 睡眠の構造

林　光緒

《**目標＆ポイント**》 睡眠中は，急速眼球運動（rapid eye movement：REM）がみられる時期とみられない時期があり，前者をレム睡眠，後者をノンレム睡眠と呼ぶ。さらに，ノンレム睡眠はその深さによって睡眠段階1～4の4段階に分かれている。この5つの睡眠段階は，脳波，眼球運動，筋電図の3つの指標を同時に測定する睡眠ポリグラフ記録によって判定することができる。本章では，これら睡眠段階の特徴を述べるとともに，一晩の睡眠段階の変化をみることによって，正常睡眠における睡眠の構造とその特徴について学ぶ。

《**キーワード**》 睡眠脳波，睡眠ポリグラフ記録，睡眠段階，レム睡眠，ノンレム睡眠，睡眠経過

1．睡眠ポリグラフ記録

(1) 睡眠脳波

脳波（electroencephalogram：EEG）とは，脳の電気活動を記録したものであり，数μV（マイクロボルト）～数十μVという微細な電気活動である。家庭用電源では100V（ボルト），乾電池では1.5Vの電圧が使われているが，1Vの千分の1が1mV（ミリボルト），1mVの千分の1が1μVである。つまり，1μVは，百万分の1Vである。脳波がいかに微弱な電気活動であるか，おわかりいただけるだろう。

脳波の一つ一つの波の持続時間は，秒などの時間の単位では表さず，周波数（Hz：ヘルツ）という単位で表す。これは，1秒間あたりその波

が何個出現するかを意味している。

さて，被検者がリラックスした状態で目を閉じていると，後頭部周辺に規則的な脳波が連続して現れる（図４－1，上から２段目)。一つ一つの波の持続時間は約 0.1 秒で，１秒間あたり約 10 個出現する。つまり，周波数が約 10Hz となるこの波をアルファ（α）波と呼ぶ。定義上，アルファ波は８～ 13Hz の波であるとされている。アルファ波は目を開けると小さくなるが，目を閉じている状態でも緊張していたり，暗算などの精神作業を一生懸命行っていたりすると小さくなる。アルファ波が小さくなったり，消失したりすることをアルファ減衰と呼ぶ。

このように被検者の覚醒レベルが高いと，アルファ波に代わって不規則で細かな波が現れるようになる。このような周波数 14Hz 以上の波をベータ（β）波と呼ぶ（図４－1，１段目)。その逆に，被検者が眠くなり，覚醒レベルが低下した場合でもアルファ波は減衰する。アルファ波より

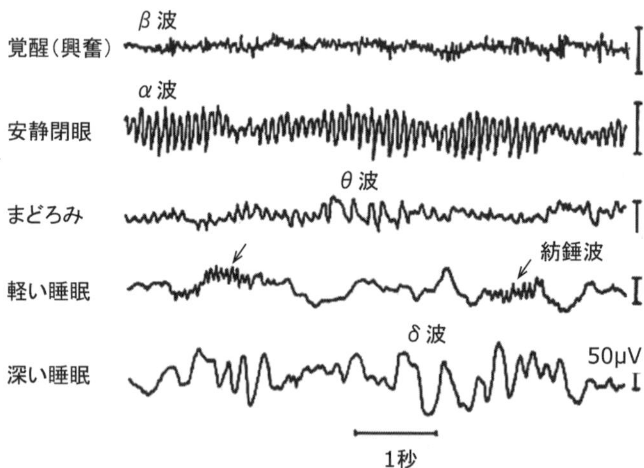

図４-１　覚醒水準と脳波（Penfield & Jasper, 1954）

も周波数が低い4～7Hzのシータ（θ）波が出現するようになる（図4－1，3段目）。このとき被検者はすでに半醒半睡の状態にあり，自分の意志とは無関係に，目が1～3秒間かけて左右にゆっくりと振子運動（slow eye movement：SEM）するようになる。私たちは本を読んでいるとき，眠くなると目の焦点が合わなくなることをしばしば経験するが，これは目が勝手に振子運動しているからである。

覚醒レベルがさらに低下すると，目の動きは止まり，紡錘波（spindle）と呼ばれる紡錘形の脳波が出現するようになる（図4－1，4段目）。呼吸が規則的になり，被検者は本格的に寝入っている状態になる。やがて脳波に周波数2Hz以下，75μV以上の大きなデルタ（δ）波が出現するようになると，被検者は熟睡状態になっており，名前を呼んでもなかなか目覚めない（図4－1，5段目）。

以上のように，脳波は，覚醒レベルが高いほど小さくなり，逆に覚醒レベルが低いほど大きくなるという特徴を持っている。

(2) 睡眠ポリグラフ記録

覚醒レベルの変化に応じて脳波が変化することから，脳波を用いて睡眠の深さを分類する方法が考案された。このように分類された睡眠の深さを睡眠段階と呼ぶ。しかし，脳波だけでは，睡眠段階を正確に分類することはできない。後述するように，睡眠中に急速眼球運動（rapid eye movement：REM）が出現するレム睡眠は，急速眼球運動がみられないノンレム睡眠中の睡眠段階1の脳波と酷似しているからである。ただし，レム睡眠と睡眠段階1には，2つの点で大きな違いがみられる。

一つは，先述の通り急速眼球運動があるかないかという点である。もう一つは，睡眠段階1では椅子に座った状態でいられるなど，姿勢をある程度維持できるのに対し，レム睡眠中は骨格筋の筋緊張が著しく低下し，そのような姿勢は全く維持できないという点である。したがって，脳波以外に，目の動きと筋緊張の度合いを調べれば，レム睡眠と睡眠段階1を区別することが可能となる。そこで，眼球の動きを記録する眼電図（electrooculogram：EOG）と，あごにあるオトガイ筋の筋緊張を測定する筋電図（electromyogram：EMG），そして脳波の3つの指標を同時に記録することによって睡眠段階を判定する国際判定基準が策定されている。

脳波を単独（mono：モノ）で記録した図（gram：グラフ）は，モノグラフであるが，脳波や眼電図，筋電図など複数（poly：ポリ）の指標を記録した図（グラフ）はポリグラフ（polygram）となる。ポリグラフの中でも特に，睡眠（somno）中の記録を行うことを睡眠ポリグラフ

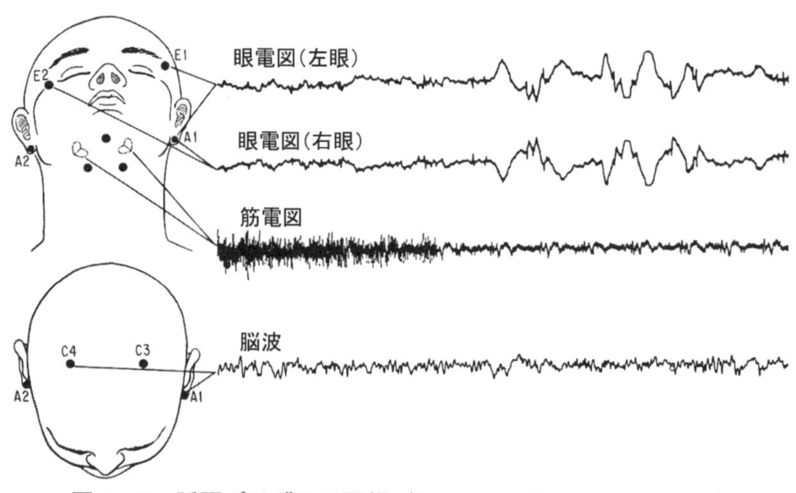

図4-2　睡眠ポリグラフ記録（Rechtschaffen & Kales, 1968）

記録（polysomnogram：PSG）と呼ぶ。睡眠ポリグラフ記録は 20 秒間ないし 30 秒間の区間に分けて，それぞれ睡眠段階を判定する。図 4 − 2 は，睡眠ポリグラフ記録を行う際に頭部に貼りつける電極の位置と，記録された波形を示している。

2. 睡眠段階

(1) 睡眠段階 1

覚醒中は，アルファ波が連続して出現するが，覚醒レベルの低下とともにアルファ波は消失する。判定区間のうち，アルファ波が 50% 以上を占めていれば覚醒，50% 未満になると睡眠段階 1 と判定される。睡眠段階 1 の脳波は，さまざまな周波数の脳波が混在している。睡眠段階 1 の初期は，周波数 14Hz 以上の不規則で低振幅な波形であるベータ波が多くみられる。睡眠段階 1 の中盤は，周波数 4 〜 7Hz のシータ波が多く出現するようになる。そして睡眠段階 1 の終盤になると，頭頂部を中心として頭頂部鋭波と呼ばれる先端のとがった脳波が出現するようになる。このように睡眠段階 1 の中でも覚醒レベルの低下とともに脳波は変化していく。

一方，先述したように，覚醒から睡眠段階 1 へと移行するとき，ゆっくりとした目の振子運動である緩徐眼球運動（slow eye movement：SEM）が発現する。緩徐眼球運動は睡眠段階 1 が始まる前から出現し始め，睡眠段階 1 の最中に頻繁に出現する。しかし，睡眠段階 2 になると消失する。

また，覚醒から睡眠段階 1 への移行期は，夢によく似た心理的体験がしばしば生じる。これを入眠時心像と呼ぶ。入眠時心像は，睡眠段階 1 の中でも，特にシータ波が発生する時期に頻発する。

このように睡眠段階 1 は，覚醒とは明らかに異なる状態であるが，行動反応は可能であり，図4－3に示すように，2種類の一方の音に対してボタン押し反応（弁別反応）を求めても応答することができる。さらに，起こしてみても眠ったという睡眠感も乏しい。これらのことから，睡眠段階1は睡眠にも覚醒にも含めず，入眠期として分類すべきであるとの主張もあるほどである。

（2） 睡眠段階2

脳波に紡錘波か，K複合波が出現すると，この区間を睡眠段階2と判定する。睡眠段階2になると緩徐眼球運動は止まり，呼吸が規則正しくなる。外部刺激への応答性も低下し（図4－3），眠ったという睡眠感も多く現れるようになる。このように睡眠段階2は，行動的にも主観的に

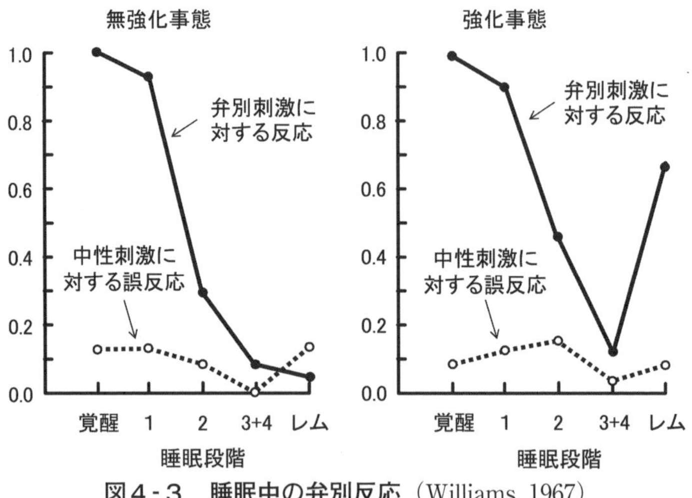

図4-3　睡眠中の弁別反応（Williams, 1967）

も眠ったといえる状態であることから，睡眠段階2の開始点を入眠と考える研究者は多い。

紡錘波は，周波数12～16Hz，大きさが10μV以上の波が連続して6つ以上あるいは0.5秒以上出現するものを指す。また，K複合波は，非常に特徴的な波形で，大きな山状の陰性電位が出現した直後に大きな谷状の陽性電位が続く。陰性電位と陽性電位の差は200μV以上にもなる。K複合波は，音刺激など外部刺激を呈示しても出現することから，外的・内的刺激に対する誘発反応であると考える研究者もいる。

(3) 睡眠段階3と4

周波数0.5～2Hz，振幅75μV以上のデルタ波が判定区間の20%以上を占めると睡眠段階3，50%以上を占めると睡眠段階4と判定される。このように睡眠段階3と4はデルタ波の量によって区別されるが，デルタ波は先述のように大きな波で，他の脳波成分よりゆっくりとした波であることから，徐波（slow wave）とも呼ばれている。そこで，睡眠段階3と4を合わせて徐波睡眠（slow wave sleep：SWS）と呼ぶことも多い。睡眠段階3と4は，外的刺激に対する応答性が著しく低いばかりでなく（図4−3），起こそうとしてもなかなか目覚めず，目が覚めたとしても起床直後は眠気が強く，作業成績も著しく低くなる。この現象を睡眠慣性と呼ぶ。睡眠が深いほど，起床直後の睡眠慣性が強くなる。このように睡眠段階3と4は深睡眠であり，これに対して前述の睡眠段階1と2は浅睡眠であるといえる。

(4) レム睡眠

入眠から約1時間経過した頃，脳波は睡眠段階1と同様の状態にあるが，骨格筋の緊張が著しく低下し，あごにあるオトガイ筋の筋電位は一晩のうちの最低水準にまで低下する。さらに，急速眼球運動（rapid eye movement：REM）がみられるようになる。この区間がレム（REM）睡眠である。レム睡眠に対して，睡眠段階1～4は急速眼球運動がみられないことから，ノンレム（Non-REM：NREM）睡眠と呼ばれている。

レム睡眠は，脳波を見る限りは，睡眠段階1のように浅い睡眠状態のようにみられるが，図4-3のように，弁別刺激に対する応答性は徐波睡眠と同様，著しく低下していることから，必ずしも浅い睡眠とはいえない。このようにレム睡眠は，脳波と睡眠の深さとが必ずしも一致しないことから，逆説睡眠（paradoxical sleep）と呼ばれることもある。ただし，弁別刺激に対して4秒以内にボタンを押さないと火災報知機のべ

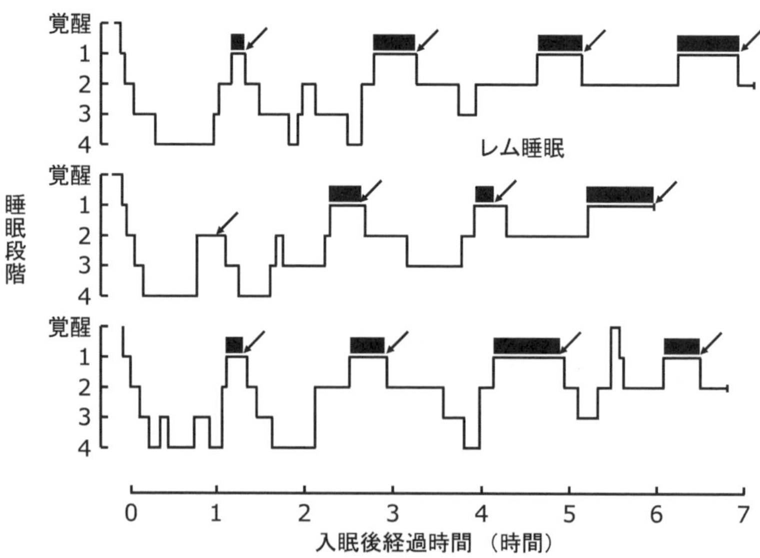

■はレム睡眠，矢印はレム睡眠が終了した時点を示している。

図4-4　健常成人3名の一夜の睡眠経過（Dement & Kleitman, 1957）

ルが鳴り響き，足に電気刺激を受ける条件（強化事態）では，反応率は70％に跳ね上がる（図4－3右）。このようにレム睡眠中には注意の効果が顕著に現れ，このような特徴はノンレム睡眠にはみられない。

レム睡眠中には急速眼球運動が頻発する時期（phasic期）と，ほとんど出現しない時期（tonic期）がある。私たちが睡眠中に見る生々しい夢体験は，レム睡眠中に生じるが，phasic期で起こすと夢を見ていたという報告率が高まり，夢内容の明晰度も高くなる。

3. 一夜の睡眠経過の特徴

（1） 睡眠周期

図4－4は，一夜の睡眠段階の経過を示したものである。ノンレム睡眠とレム睡眠が4～5回，周期的に交代して出現していることがわかる。1回あたりのノンレム睡眠とレム睡眠を合わせると，約80～100分の間隔になり，これを睡眠周期（sleep cycle）と呼ぶ。

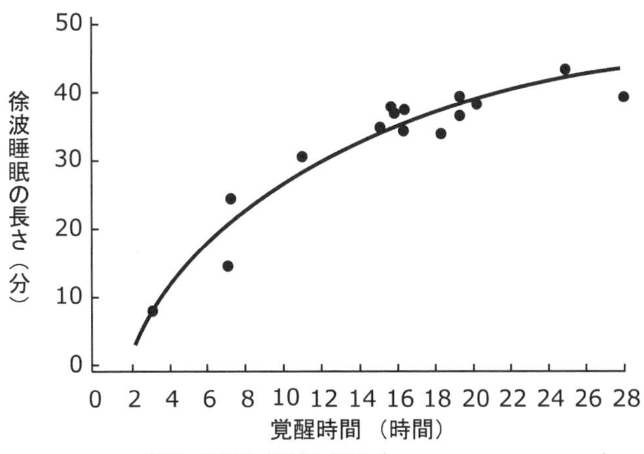

図4-5　覚醒時間と徐波睡眠（Knowles *et al*., 1986）

このように睡眠周期が約1.5時間であることから，理想的な睡眠時間は6時間，7.5時間などの1.5時間の倍数であると考える人が多い。しかし，睡眠周期は1.5時間ちょうどではなく，これよりも長い場合もあれば短い場合もあり，一晩の中でも長さは変化する。また，日中の眠気の強さは夜間睡眠の長さと比例関係にあり，睡眠時間が短ければ短いほど眠気は強くなり，逆に普段よりも長く眠ると，その分だけ日中の眠気は弱くなる。現在のところ，1.5時間の倍数の睡眠時間をとるとよいという直接的な証拠はなく，日常生活においては，これにこだわる必要はない。

（2） 徐波睡眠の経過

徐波睡眠（睡眠段階3+4）は，睡眠の前半に集中して出現し，第1

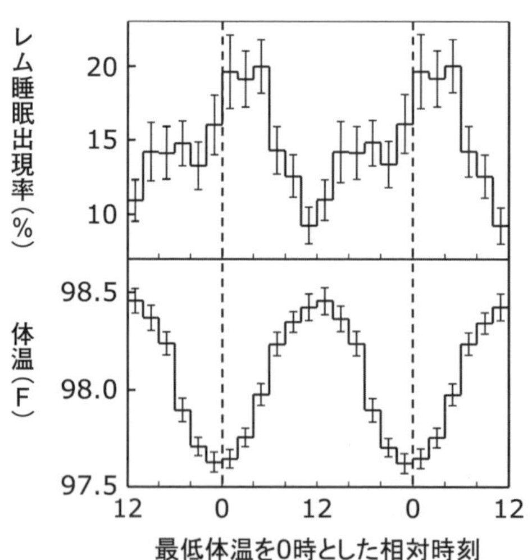

図4-6　体温リズムとレム睡眠（Czeisler *et al*., 1980）

睡眠周期では一夜の 50% 以上，第 2 周期（最初の約 3 時間）までに一夜の 80 ～ 90% に達する。徐波睡眠はまた，ホメオスタシス（恒常性）の影響を受けており，睡眠をとるまでの覚醒時間が長ければ長いほど睡眠中の出現量は増大し，睡眠の経過とともに減少していく（図 4 - 5)。昼寝をすると夜に眠れなくなるのは，昼寝の最中に徐波睡眠が出現するからである。昼寝から目覚めてから夜寝るまでの時間が短いと，夜間に十分な量の徐波睡眠が出現しないため，寝つきが極端に悪くなる。特に夕方以降の仮眠は避けるべきである。

しかし，20 分未満の昼寝であれば，徐波睡眠が出現することはほとんどなく，夜間睡眠に悪影響を及ぼすことはない。このような短い昼寝では睡眠段階 1 と 2 の浅い睡眠しか出現しないが，睡眠段階 2 が少なくとも 3 分間出現すれば午後の眠気は十分回復し，作業成績も改善することが明らかにされている。昼寝に効果があると聞くと，昼に眠れるかどうかを気にする人がいるが，眠れないのであればそれほど眠気が強いわけではないので，昼寝の必要はないといえる。むしろ注意すべきは寝過ぎてしまうことであり，眠る前にアラームをセットするなど，20 分以内で起きられるような工夫が必要である。

(3)　レム睡眠の経過

レム睡眠は入眠から時間が経過するとともに出現時間が長くなるが，レム睡眠の長さは体温の概日リズムと関連している。図 4 - 6 に示すように，体温が高いとレム睡眠の出現率は低くなり，その長さも短くなる。その逆に体温が低くなるとレム睡眠の出現率は高くなり，その長さも長くなる。体温は 24 時間周期の概日リズムを示し，午前 4 ～ 5 時頃に最低，午後 7 ～ 8 時頃に最高になる。通常の夜間睡眠においては，就床直後はまだ体温が十分低下していないためにレム睡眠は短くなり，早朝の最低体温付近ではレム睡眠の出現量が最大になる。ただし，80 〜 100 分の睡眠周期の長さはほとんど変わらないため，レム睡眠の長さに応じて，ノンレム睡眠の長さも増減することになる。

参考文献

堀忠雄編著『睡眠心理学』北大路書房（2008）

5 睡眠・覚醒の制御機構

櫻井 武

《**目標 & ポイント**》 本章では，睡眠・覚醒制御機構の解明に関わる研究の歴史を振り返りながら，どのような神経回路や神経伝達物質が，睡眠や覚醒を制御しているのかを概説する。
《**キーワード**》 体内時計，メラトニン，睡眠物質，プロスタグランジン，アデノシン，オレキシン

1. ツープロセスモデル：体内時計と睡眠負債

他の多くの生体機能と同様，睡眠と覚醒の現れ方も体内時計の影響下にある。体内時計の中枢である視交叉上核は，ほぼ正確に 24 時間のリズムを刻んでいる。体内時計は覚醒系に影響を与えて，適切なタイミングで覚醒をもたらすことに関わっている。

一方，眠気の出現や睡眠の深さは，その直前までの覚醒期間の長さや，心身の疲労度にも影響を受けている。こうした現象を概念的に説明するために，「睡眠負債」（または「睡眠圧」）という概念が提唱された。覚醒が長く続くと，睡眠負債がたまるため，睡眠に入りやすくなり，また睡眠も深くなるということになる。この概念は，長い覚醒の後は睡眠を長くかつ深くとる必要が生じるという，「睡眠の恒常性」を説明するためのものである。このように，睡眠と覚醒が体内時計からの信号と睡眠負債のバランスによって決まるという考え方があり，「ツープロセスモデル」とよばれている（図 5 - 1）。このモデルは，1982 年にボルベイら

によって提唱された古典的なものであるが，現在でもよく取り上げられている。

だが，動物は体内時計の支配を超えて，柔軟に睡眠をとることもできる。また，情動は大きく覚醒に影響を与える。このことは，ツープロセスモデルの二つの要素のみでは睡眠覚醒を説明できるものではないことを意味している。

また二つのプロセスのうち，プロセスS，つまり睡眠負債が，実際にはどんなメカニズムなのか，あるいは物質なのかは解明されていない。

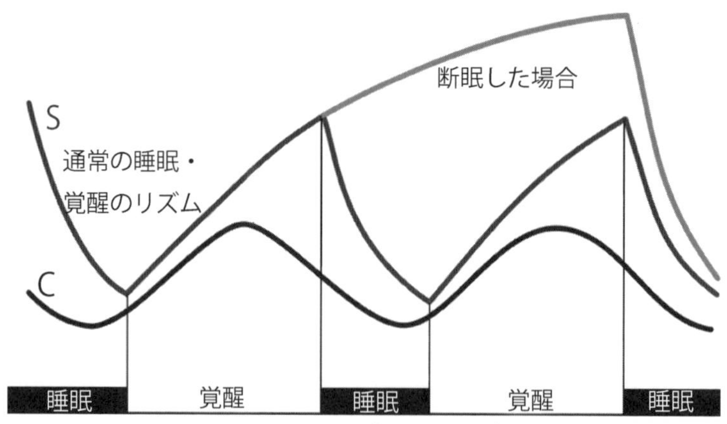

図5-1　ツープロセスモデル

ツープロセスモデルでは，睡眠負債（S）と体内時計からの覚醒シグナル（C）の二つの要因を考える。体内時計は視床下部の視交叉上核にあり，全身の細胞にある時計をコントロールしている。体内時計からの信号は脳幹の覚醒システムにも刺激を与えて昼間の覚醒を支える。一方，Sは，覚醒が長く続くほど脳内に蓄積されていく。このCとSの要因の相対関係でシーソーが覚醒か睡眠のどちらかに傾く。

睡眠負債は脳内に何らかの物質（睡眠物質）が蓄積するために起こるという考え方がされた時期があり，約30種類の睡眠誘発作用を示す物質がこれまでに報告されている。ただし，これらが睡眠に関わるという説は十分に実証されていない。その中でアデノシンは有力視され，多くの研究がされてきた。実際にアデノシンは視索前野や側坐核に働いて睡眠を誘導すると考えられている。脳内のアデノシン濃度は，睡眠中よりも覚醒中の方が高い。神経伝達物質が分泌されるとき，ATPが一緒に放出され，それが分解されてアデノシンができるとされるほか，アストロサイトがアデノシンを作ると考えられている。事実，アデノシンの拮抗薬として働くカフェインには覚醒作用がある。また，別の睡眠物質として提唱されたプロスタグランジンD2もアデノシンを介して作用する。クモ膜あるいは軟膜で産生されたプロスタグランジンD2は，脳脊髄液を介して，前脳基底部に運ばれ，アデノシンを放出する。このようにアデノシンは有力な睡眠物質ではあるが，その反証として視索前野に存在するアデノシンの受容体（A2A受容体）を遺伝子操作で欠損させたマウスも正常に眠り，また断眠によるリバウンドも見られる。

このように睡眠負債の概念は，睡眠の恒常性を説明しようとして導入されたものではあるが，その実態は未だ完全に解明されたとは言えない。また，睡眠の深さは脳全体ではなく，局所的に制御されていることがわかってきた。つまり覚醒時に多くつかった脳の領域ほど深い眠りがみられるとされている。これをローカルスリープという。この現象は，脳脊髄液中の睡眠物質の蓄積では説明が難しい。睡眠物質は脳全体に影響を及ぼすはずだからである。

近年，睡眠負債の実体は，脳脊髄液中の物質ではなく，大脳皮質のニューロン自体の質的・構造的な変化であると考えられている。覚醒時に大脳皮質において高まった錐体ニューロンの樹状突起上におけるシナプス強度を徐波睡眠時に可塑性によって低下させ，シナプス可塑性を維持するとするものである。つまり覚醒時に高まる錐体ニューロンへのシナプスの効率や数の上昇こそが睡眠負債であるという仮説が有力になってきている。

ツープロセスモデルは,現象を説明するために提唱された概念であり,実際の睡眠覚醒機構の作動メカニズムから導き出されたものではないため，今後，睡眠負債の分子実態が解明されるとともに，体内時計が睡眠覚醒状態に影響を与える神経科学的なメカニズムや，情動や栄養状態などの因子がそれらに与えるメカニズムが解明されることが期待される。

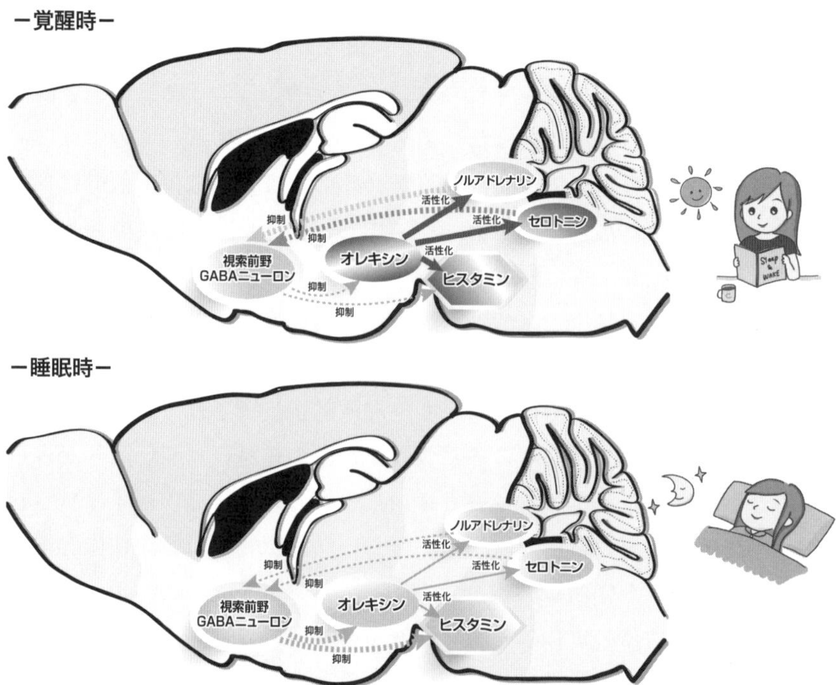

図5-2　マウス脳において睡眠覚醒制御にかかわる神経回路
ノルアドレナリン，セロトニン，ヒスタミンからなるモノアミン系は上行性脳幹網様体賦活系とともに上向性に大脳皮質に影響を与え，大脳皮質の賦活に関わる。

睡眠・覚醒制御の制御には視床下部，脳幹，視床，大脳皮質，大脳辺縁系など多くのシステムが関与しているとされており，次項からそれぞれの機能を見ていくことにする（図５-２)。

2. 視床下部の役割

1920年前後のヨーロッパでは，ウイルスによると思われる脳炎が流行した。それらの患者の中には，合併症としてこんこんと眠り続ける「嗜

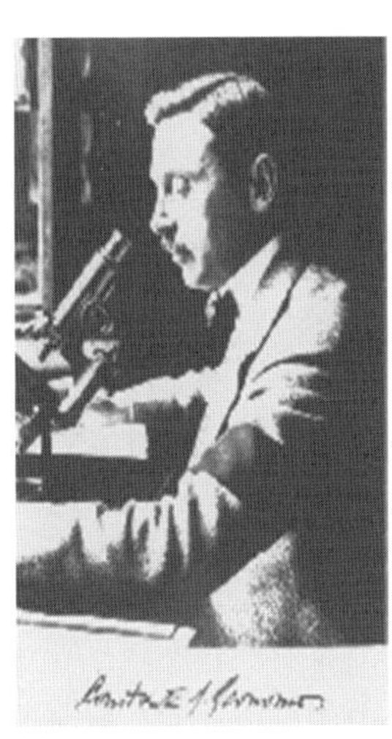

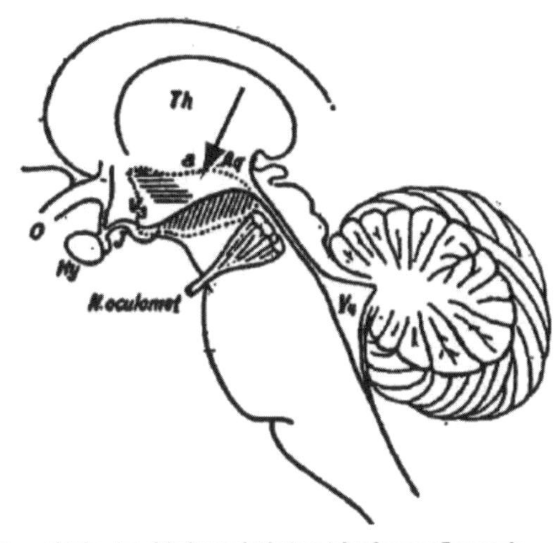

Figure 1 | A drawing of the human brainstem, taken from von Economo's original work. It illustrates the site of the lesion (diagonal hatching) at the junction of the brainstem and forebrain that caused prolonged sleepiness, and the site of the lesion (horizontal hatching) in the anterior hypothalamus that caused prolonged insomnia. The arrow points to a region between the two, including the posterior lateral hypothalamus. Von Economo suggested that narcolepsy was caused by lesions at this site.

図５-３　（第１章図１-５参照）**フォン・エコノモによる図**（Economo, 1930）
エコノモは，脳炎後に死亡した患者のうち嗜眠症状を示す症例には図の斜め線の部分（視床下部の後部）に病変があり，不眠症状を示す症例では図の水平の線の部分（視床下部の前部＝視索前野）に病変があることに気がついた。

眠症状」という症状を示す患者がみられた。しかしながら，中には逆にひどい不眠を訴える症例もあった。フォン・エコノモは，これらの脳炎患者のうち，不幸にして亡くなってしまった患者たちの病理学的所見から，視床下部の前部に病巣がある場合，不眠を来たすこと，そして視床下部の後部に病巣がある場合，嗜眠症状を示すことを報告した（図 5-3)。このことはその後追試によって確かめられ，視床下部には睡眠覚醒制御にかかわる領域が存在することが示された。のちに述べるように現在でも視床下部，とくに視索前野や視床下部外側野は睡眠と覚醒に密接に関わっていると考えられている。

3. 脳幹による「大脳の賦活」が覚醒とレム睡眠をもたらす

しかし，視床下部だけで睡眠と覚醒が制御されているわけではない。睡眠と覚醒は，脳全体におよぶ作動モードの変換であり，そのためには脳全体に影響を与えうるシステムが必要になる。このとき，とくに重要なのは，大脳皮質の活動である。この大脳皮質の活動状態に変化をひき起こすシステムは脳幹にあると考えられている。

1930 年代にブレマーらはネコの脳を中脳で離断すると，睡眠に似た状態になるが，延髄のレベルで離断しても睡眠・覚醒状態に大きな影響がなかったことから，中脳後部から延髄の間に覚醒の維持にかかわる部分があると考えた。当時は感覚系からの入力が覚醒を維持するために働いていると考えられていたため，彼はこの部分の感覚性入力が覚醒を維持しているのだと推測した。

1949 年，ノースウェスタン大学のモルッチとマグーンは，ネコの脳幹網様体を徐波睡眠中に電気刺激すると直ちに覚醒することを見いだした。また感覚系の経路に障害をあたえないように脳幹網様体を破壊してもネコは覚醒することが出来なくなり，ノンレム睡眠に似た状態になった。これは，感覚系からのインプットが正常であっても，脳幹網様体が壊れれば覚醒は出来なくなる，つまり脳幹網様体は覚醒をするために不可欠な部分であることを意味していた。この現象から，彼らは脳幹には覚醒をつくり出す本質的な中枢があり，下位の中枢である脳幹から上位の中枢にむかって（上行性の）信号を出すことによって大脳を賦活して，

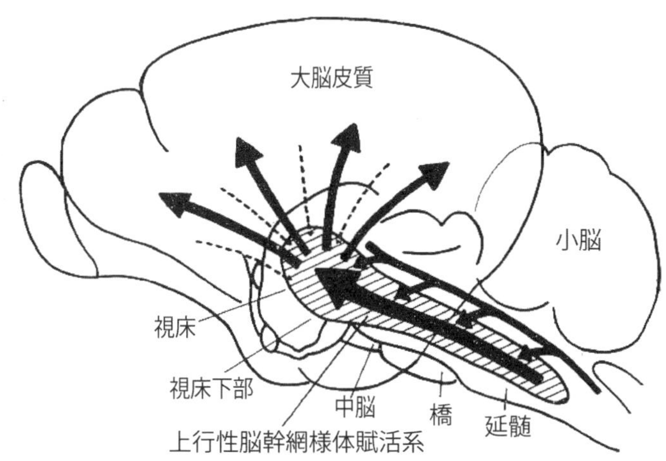

図５-４　モルッチとマグーンによる実験（Starzl TE, Taylor CW, Magoun HW: Ascending conduction in reticular activating system, with special reference to the diencephalon. J Neurophysiol 14:461-477, 1951. より改変）
モルッチとマグーンらは，ネコの脳幹網様体の電気刺激や破壊実験を通して，脳幹の中央部に位置する脳幹網様体内部のニューロンが上行性に大脳皮質を賦活し覚醒をもたらすと考えた。現在では，脳幹に局在するモノアミンおよびアセチルコリン作動性ニューロン群，視床下部のヒスタミンやオレキシンを産生するニューロン群や前脳基底部のアセチルコリン作動性ニューロン群等が視床や大脳皮質のニューロンへ作用し，覚醒状態を維持・調節する機構として考えられている。

覚醒をつくりだしているという「上行性脳幹網様体賦活系説」(図5－4)を提唱した。

その後，ジュベらの研究により，レム睡眠を引き起こす中枢も脳幹網様体にあることが示された。ジュベは，まずネコの脳幹の橋の上をすべて切除しても，レム睡眠の時に見られる急速眼球運動や筋肉の弛緩が観察されることを示した。つまりレム睡眠の中枢は橋にあることが示された。ネコでは，橋→外側膝状体→視覚野への信号の流れが記録され，橋由来の信号が大脳皮質の視覚野を賦活することも示唆された。また，橋のレム睡眠に関わる部分からは脊髄に向けて筋を弛緩させる下降性の命令が下りていると考えられた。

ホブソンらは橋網様体における巨大細胞被蓋野にレム睡眠中に発火頻度が上昇するニューロンを見出し，この領域のコリン作動性ニューロンがレム睡眠を発現させるとした。

このように「覚醒」と「レム睡眠」はいずれも「脳幹によって上向性に駆動される脳の賦活」によって起こる。ノンレム睡眠時にはこれらの上向きの刺激システムが停止している。つまり，覚醒とレム睡眠には大脳皮質の賦活が見られるという点で類似した状態であると言える。

上行性網様体賦活系とそれに付随するシステムに関して，いまでは神経科学の進展により詳細なメカニズムが明らかになってきている。脳幹の中で覚醒を制御する神経核が多数見出されており，それぞれの間の神経結合も明らかにされてきている。覚醒，ノンレム睡眠，レム睡眠に応じて活動を変化させている核が見いだされている。しかも，その核の活性の変化は，睡眠／覚醒の状態移行よりも先行して起こる。つまり，これらの核の活動変化の影響が睡眠や覚醒をつくり出していると考えられている。

4. モノアミン作動性システムおよびコリン作動性システムと睡眠覚醒制御

脳幹に局在するモノアミン作動性システムとコリン作動性システムは，覚醒，レム睡眠，ノンレム睡眠という３つの状態間の遷移にともない活動を大きく変化させることが知られており（表５-１），また，大脳に広範に投射することから睡眠覚醒制御に大きく関わっていると考えられている。モノアミンのうち，ノルアドレナリンは青斑核，セロトニンは縫線核に存在する神経細胞が作っている。また視床下部後部の結節乳頭体核のヒスタミン作動性ニューロンもまた同様に覚醒の制御に関与していると考えられている。これらのニューロンは，視床をはじめ，大脳

表５-１　各睡眠覚醒ステージにおけるモノアミンニューロンとコリン作動性ニューロンのおおまかな発火パターン

睡眠・覚醒ステージ	モノアミン作動性ニューロン	コリン作動性ニューロン①	コリン作動性ニューロン②
覚醒	◎	◎	×
ノンレム睡眠	△	△	×
レム睡眠	×	◎	◎

皮質，前脳基底部など大脳の広範な部分や，扁桃体などに軸索を伸ばしており，広範投射系と呼ばれる。大脳皮質の広範囲に直接投射するほか，視床の内側部分，非特殊核にも投射し，間接的にも大脳皮質の機能に影響を与える。つまり，脳幹の小さな領域から始まるが脳全体に影響をおよぼすような解剖学的構造を持っている。これらは覚醒時に数ヘルツで発火しているがノンレム睡眠時にはその活動を低下させ，レム睡眠時にはほぼ停止してしまう。こうした構造的・機能的特徴から，モノアミン作動性ニューロンは共同的に働いて覚醒を維持する働きをしていると考えられている。

一方，コリン作動性ニューロンも重要な役割をしている。外背側被蓋核（laterodorsal tegmental nucleus: LTD）や脚橋被蓋核（pedunculopontine tegmental nucleus: PPT）に局在するコリン作動性ニューロンも覚醒やレム睡眠の制御に関与している。これらは，主に視床を介して脳全体に影響を与える。覚醒時にはモノアミン作動性システムとコリン作動性システムの両方が活動して，大脳皮質を賦活する。ノンレム睡眠では，これらの両方のシステムの活動が低下してしまい，大脳の賦活レベルも低下する。コリン作動性ニューロンにはレム睡眠の時のみに活動するものもあり，またレム睡眠と覚醒時の両方で活動するものも知られている。これらのことから，レム睡眠の発現にはコリン作動性ニューロンが重要な役割をしていると考えられている。

レム睡眠時の骨格筋緊張の低下に関わるメカニズム

レム睡眠時には骨格筋の筋緊張が大きく低下し，随意運動ができない状態になっている。このメカニズムはレム睡眠の大きな特徴の一つをなすものであり，またレム睡眠行動障害や，ナルコレプシーの症状であるカタプレキシーの病態理解にも必要なので，ここで解説しておく。

レム睡眠時には運動関連領野を含む大脳の広範な領域で賦活がみられるにもかかわらず，骨格筋は弛緩しており，運動も生じない。この筋弛緩のメカニズムには延髄腹側部に存在し，脊髄前角の運動ニューロンに投射する抑制性のプレモーターニューロンが関わっている。これらは，グリシンまたはGABAを神経伝達物質としてもつ抑制性のニューロンであり，レム睡眠中に発火して運動ニューロンを抑制していると考えられている。これらのレムアトニアに関わる延髄腹側部ニューロンは，レム睡眠時に橋背側部からの入力により興奮し，骨格筋を弛緩させる。この機能が神経変性により障害を受けるとレム睡眠行動障害が発症すると考えられている。ナルコレプシーにおけるカタプレキシーの発動にも同様の経路が関与している可能性が高いと考えられている。

5. 睡眠覚醒制御における視床下部と脳幹の機能連関

前述のフォン・エコノモらによって見出された視床下部の重要性は，現在でも広く認知されている。視床下部のうち視索前野は脳幹のモノアミン作動性システムおよびコリン作動性システムを含む，覚醒制御系を制御する機能をもっている。正中視索前野（Median Preoptic Area, MnPOA）と腹外側視索前野（Ventrolateral Preoptic Area, vlPOA）にはノンレム睡眠時には10Hz程度で発火しており，覚醒時やレム睡眠時にはほぼ活動を停止するニューロンが存在する。これらの領域を障害すると，不眠を生じ，刺激すると睡眠が増加する。このような知見により視索前野は覚醒を維持するシステムを抑制することによって睡眠を促すと考えられる（図5-2）。睡眠時に活動するニューロンはGABA作動性であり，覚醒を導き出す脳幹のモノアミン／コリン作動性ニューロンを強力に抑制する。

一方，摂食中枢として知られている視床下部外側野には覚醒およびレム睡眠に関与する重要なニューロンが存在する。覚醒の維持に重要な働きを持つ神経ペプチド，オレキシンを産生するニューロン群とレム睡眠に関連するメラニン凝集ホルモン（MCH）を産生するニューロン群である。オレキシンとMCHの分布は似ているが，両者は共存することはなく，別々のニューロン群によって産生される。オレキシン産生ニューロンの軸索は小脳を除く中枢神経系全域に広く観察され，視床下部に局在するオレキシン産生ニューロンは脳内の広範な領域に投射している。特に脳幹の睡眠・覚醒制御に関わるモノアミン作動性神経の起始核，青班核，背側縫線核や視床下部の結節乳頭体核，およびコリン作動性神経の起始核，外背側被蓋核や脚橋被蓋核に豊富に見られる。これらの核には2つのサブタイプからなるオレキシン受容体の発現も見られる。つまりオレキシンは上行性脳幹網様体賦活システムの中心をなす広範投射系に対する制御システムだと考えられる。

一方のMCHはレム睡眠に関与していると考えられている。MCHは視床下部外側野および透明帯に特異的に分布する神経細胞が産生する。MCH産生ニューロンは覚醒時には発火せず，覚醒からノンレム睡眠への移行時，あるいはノンレム睡眠中に少し発火するが，レム睡眠中には1Hzほどの頻度でコンスタントに発火する。つまり，MCHニューロンは主にレム睡眠中に発火しており，レム睡眠の制御に関与していると考えられている。

逆に脳幹のモノアミン／コリン作動性ニューロンは，視索前野の睡眠活動ニューロンを抑制する。つまり，睡眠を作り出すシステムと覚醒を作り出すシステムはお互いに抑制しあう関係にある。「覚醒」という状態と「睡眠」という状態は脳全体で見れば通常はお互いに混在することはなく，相互に移行しうるが，基本的に独立した状態である（実際には，局所睡眠にみられるように睡眠と覚醒が混在した状態がありえる）。視索前野の「睡眠システム」と脳幹の「覚醒システム」（モノアミン作動性システムとコリン作動性システム）の力関係が睡眠と覚醒を決めることになる。視索前野は体温調節と密接な関係のある領域であり，脳温の低下も睡眠に関与していると考えられている。

付：ナルコレプシーとオレキシン

オレキシン産生ニューロンの変性・脱落は睡眠障害ナルコレプシーを引き起こす。ナルコレプシーは強い眠気を主訴とする非常に特徴的な睡眠障害であり，思春期前後に発症する症例が多い。「覚醒しているべき時」に覚醒を維持できないということが問題となる。強い眠気を感じるほか，不適切な状況で突然眠ってしまう（睡眠発作）。また，情動（特に喜びや笑い）によって抗重力筋の緊張が低下する発作，情動脱力発作（カタプレキシー）を伴う症例が多い。有病率は0.05～0.2%（日本では0.16～0.18%）と推定されている。孤発性のケースがほとんどで，特定のHLA遺伝子型（DRB1＊1501とDQB1＊0602）を有する割合が正常の人に比べ高いことから，ナルコレプシーが自己免疫疾患である可能性が示唆されている。

ナルコレプシーの症状は，覚醒・睡眠の各ステージ（覚醒，non-REM睡眠，REM睡眠）が適切に維持出来ないことに集約される。睡眠・覚醒の断片化（覚醒と睡眠の間の転移が頻繁に起こる），覚醒相から直接REM睡眠に移行する現象（sleep-onset REM現象）の出現，そして非常に短い睡眠潜時が特徴的である。こうしたナルコレプシーの症状がオレキシンの欠損からもたらされるので，オレキシンは覚醒を維持するとともに「睡眠・覚醒の安定化」に重要な働きをもっていると考えられている。

参考文献

櫻井武（企画）『睡眠・覚醒制御機構研究の新展開』医学のあゆみ263巻9号（2017）
櫻井武『睡眠の科学―なぜ眠るのか　なぜ目覚めるのか　改訂新版』（講談社ブルーバックス）講談社（2017）

櫻井武『〈眠り〉をめぐるミステリー——睡眠の不思議から脳を読み解く』（NHK 出版新書）NHK 出版（2012）

Borbély AA, Daan S, Wirz-Justice A, Deboer T（2016）The two-process model of sleep regulation: A reappraisal. J Sleep Res 25:131–143 Available at: http://www.ncbi.nlm.nih.gov/pubmed/26762182 [Accessed May 12, 2020].

Chung S, Weber F, Zhong P, Tan CL, Nguyen TN, Beier KT, Hörmann N, Chang WC, Zhang Z, Do JP, Yao S, Krashes MJ, Tasic B, Cetin A, Zeng H, Knight ZA, Luo L, Dan Y（2017）Identification of preoptic sleep neurons using retrograde labelling and gene profiling. Nature 545:477–481 Available at: http://www.ncbi.nlm.nih.gov/pubmed/28514446 [Accessed May 12, 2020].

Garcia SV, Brischoux F, Clément O, Libourel P, Arthaud S, Lazarus M, Luppi P, Fort P（2018）inactivation induces REM sleep without atonia and REM sleep behavior disorder. Nat Commun 9:1–11.

Izawa S, Chowdhury S, Miyazaki T, Mukai Y, Ono D, Inoue R, Ohmura Y, Mizoguchi H, Kimura K, Yoshioka M, Terao A, Kilduff TS, Yamanaka A（2019）REM sleep-active MCH neurons are involved in forgetting hippocampusdependent memories. Science（80-）365:1308–1313 Available at: http://www.ncbi.nlm.nih.gov/pubmed/31604241 [Accessed May 12, 2020].

JOUVET M（1965）PARADOXICAL SLEEP--A STUDY OF ITS NATURE AND MECHANISMS. Prog Brain Res 18:20–62 Available at: http://www.ncbi.nlm.nih.gov/pubmed/14329040 [Accessed May 12, 2020].

Lazarus M, Chen JF, Huang ZL, Urade Y, Fredholm BB（2019a）Adenosine and Sleep. In: Handbook of Experimental Pharmacology, pp 359–381. Springer New York LLC.

Lazarus M, Oishi Y, Bjorness TE, Greene RW（2019b）Gating and the need for sleep: Dissociable effects of adenosine a1and a2areceptors. Front Neurosci 13.

Moruzzi G, Magoun HW（1949）Brain stem reticular formation and activation of the EEG. Electroencephalogr Clin Neurophysiol 1:455–473.

Quattrochi JJ, Mamelak AN, Madison RD, Macklis JD, Hobson JA（1989）Mapping neuronal inputs to REM sleep induction sites with carbachol-fluorescent microspheres. Science（80-）245:984–986.

Sakurai T（2007）The neural circuit of orexin（hypocretin）: maintaining sleep and wakefulness. Nat Rev Neurosci 8:171–181 Available at: http://www.ncbi.nlm.nih.gov/pubmed/17299454 [Accessed June 28, 2018].

Scammell TE, Arrigoni E, Lipton JO（2017）Neural Circuitry of Wakefulness and Sleep. Neuron 93:747–765.

Tononi G, Cirelli C（2014）Sleep and the Price of Plasticity: From Synaptic and Cellular Homeostasis to Memory Consolidation and Integration. Neuron 81:12–34.

Triarhou LC（2006）The percipient observations of Constantin von Economo on encephalitis lethargica and sleep disruption and their lasting impact on contemporary sleep research. Brain Res Bull 69:244–258 Available at: http://www.ncbi.nlm.nih.gov/pubmed/16564419 [Accessed May 12, 2020].

6 睡眠と発達・性差

林　光緒

《目標＆ポイント》 生まれたばかりの新生児は昼夜の区別なく，1日の3分の2を眠って過ごすが，成長するにつれて昼寝が少なくなり，夜間の睡眠時間も徐々に短くなっていく。思春期以降，睡眠時間は急激に減少し，睡眠不足を抱える人が増えていく。その逆に，高齢になるにつれて臥床時間は長くなっていくが，睡眠の質が低下し，不眠症状が現れやすくなる。一方，女性は，月経や妊娠・出産，更年期などに伴って睡眠問題が生じやすくなる。このように，睡眠は年齢によって異なり，性差もみられる。本章では，乳幼児から高齢者にいたるまでの年齢による睡眠の特徴と，男女による睡眠の違いについて学ぶ。

《キーワード》 加齢，子どもの睡眠，中高年の睡眠，女性の睡眠，月経リズム，更年期

1．睡眠の発達

（1）乳幼児の睡眠

図6-1は，10名の新生児の出生後，半年間にわたる睡眠パターンを示している。黒い部分が睡眠，白い部分が覚醒である。生後1ヵ月以内の新生児は，1日のうち16～17時間を眠って過ごす。しかし，大人のように6～8時間にわたって眠り続けることはなく，哺乳や排泄のために3～4時間ごとに目を覚ます。昼夜の差はほとんどなく，1日におよそ7～8回，睡眠と覚醒を繰り返している。

出生後しばらくすると，総睡眠時間が減少し，睡眠と覚醒のサイクル

も少なくなる。睡眠が夜に集中するようになり，日中に起きている時間が長くなる。およそ生後2ヵ月で24時間周期の睡眠覚醒リズムがみられるようになり，生後4ヵ月になると睡眠時間は14～15時間になる。

生後6ヵ月以降になると，夜間の睡眠時間はあまり変わることはないが，日中の睡眠時間が減少していく。このため，1日の総睡眠時間は徐々に短くなっていく。図6－2は，乳幼児における昼寝の回数を示している。生後6ヵ月では8割の乳児が1日に2回昼寝をしており，1日の総睡眠時間は12～14時間である。1歳を過ぎると昼寝の回数が徐々に減っていき，睡眠時間は11～13時間になる。2歳になると，ほとんどの幼児が1日に1回しか昼寝をとらなくなる。3歳で昼寝をしない幼児が出はじめ，4歳では過半数の幼児が昼寝をしなくなる。2～5歳の幼児は1日に10～11時間眠っているが，6歳以降の児童期では昼寝を全くとら

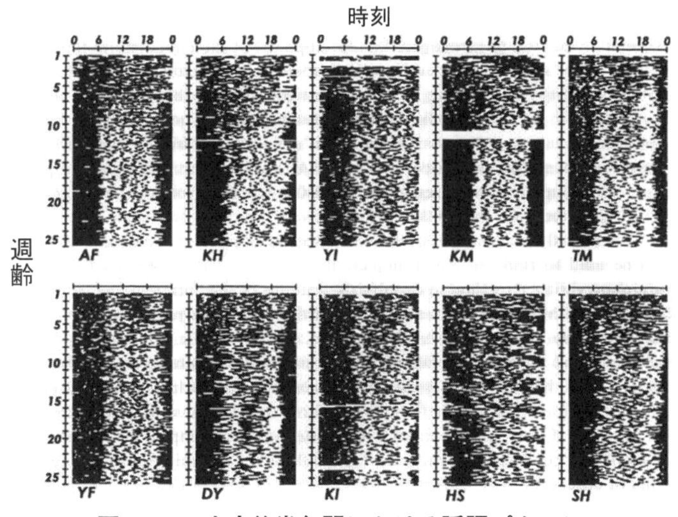

図6-1　出生後半年間における睡眠パターン
(Fukuda & Ishihara, 2006)

なくなり，睡眠時間は 8.5 ～ 10.5 時間になる。

一方，新生児の脳波は振幅が極めて小さいため，脳波だけでは睡眠と覚醒の判定を行うことができない。大人のような睡眠段階の判定もできないため，新生児の睡眠は動睡眠，静睡眠，不定睡眠の三つに区分される。動睡眠は大人のレム睡眠に相当する。急速眼球運動がみられることや，心拍，呼吸が不規則になるなど，レム睡眠に特徴的な症状が現れるが，体はよく動く。これに対して，静睡眠は大人のノンレム睡眠に相当し，体動はなく，静かに眠っている。これらのどちらにも分類できない状態が不定睡眠である。不定睡眠は成長とともに減少し，出生後，半年ぐらいで睡眠段階が分類できるようになる。新生児では 1 日の総睡眠時間のうちの約 50% が動睡眠（レム睡眠）であり，成長とともにレム睡眠の割合が減っていく。レム睡眠の割合は，2 ～ 3 歳で 20 ～ 25%，5

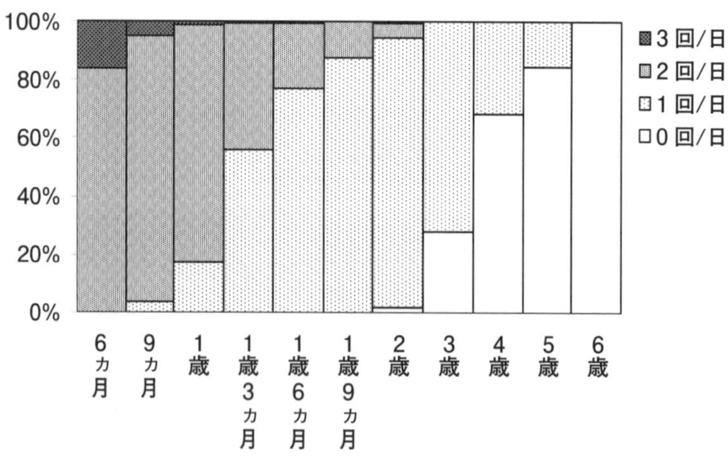

図6-2　乳幼児の昼寝の回数（Weissbluth, 1995 より作成）

～6歳では成人とほぼ同様の20%近くになる（図6－3）。

（2） 学童期と青年期の睡眠

図6－4は，幼児期から老年期にいたるまでの各年齢層における睡眠時間帯を示している。学童期では，平均就床時刻は22時前後であるが，学年の進行とともに徐々に就床時刻が遅くなっていく。中学生以降になると，生活が急激に夜型化し，さらに就床時刻が遅れるようになる。その結果，学童期から青年期にかけて，睡眠時間が著しく減少していく。2015年にNHKが実施した国民生活時間調査によれば，平日の小学生の平均睡眠時間は8時間35分，中学生では7時間48分，高校生では7時間0分であった。

学年が上がるにつれて睡眠時間が減少していくのは，成長とともに睡

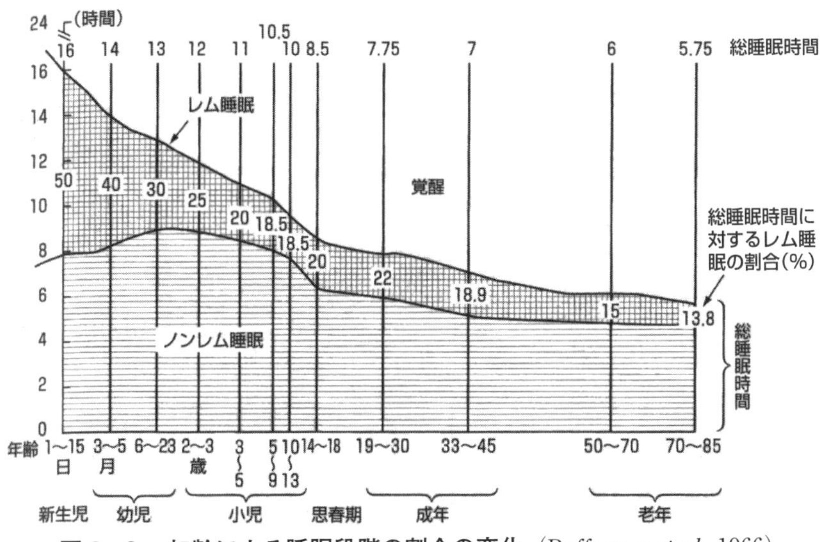

図6-3　加齢による睡眠段階の割合の変化（Roffwarg *et al.*, 1966）

眠の必要量が少なくなることを意味しているのではない。児童・生徒の睡眠習慣に関する調査結果によれば，睡眠に満足している児童・生徒は全体の1/3程度に過ぎない。表6－1は，睡眠不足を訴える児童・生徒の割合を示している。睡眠時間が「不足」または「やや不足」している

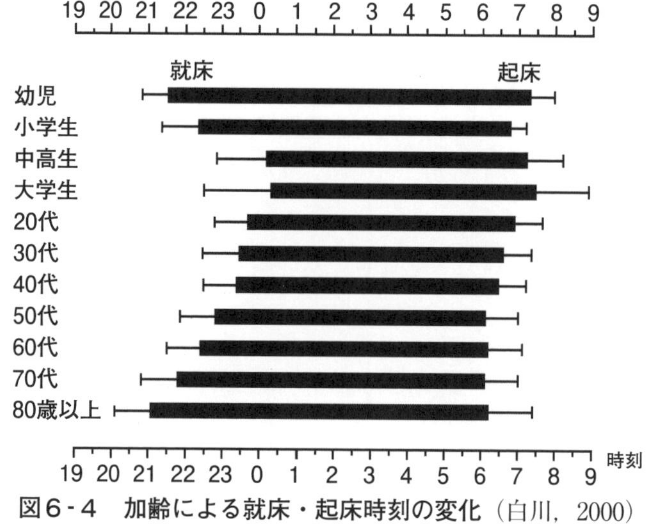

図6-4　加齢による就床・起床時刻の変化（白川，2000）

表6-1　子どもたちの睡眠不足感（石原，2001）

		不足	やや不足	満足	長い	
小学生	(2,900 人)	19.2	40.2	38.7	1.9	(%)
中学生	(2,985 人)	15.8	51.4	31.3	1.5	(%)
高校生	(2,365 人)	21.1	53.2	22.7	3.0	(%)
成人	(3,000 人)	7.1	48.6	43.8	0.6	(%)

と答えた割合は，小学生で59%，中学生で67%，高校生で74%に達しており，20～50歳代の成人（56%）よりも高い。さらに，週に1度でも居眠りをすることがある児童・生徒の割合は，小学生で24%，中学生で42%，高校生で66%である。

このように，学年が上がるにつれて睡眠不足が増える結果，休日に寝だめする児童・生徒も増えていく。2015年のNHK国民生活時間調査によれば，小学生の日曜日の睡眠時間は，平日に比べて67分長く，中学生では58分，高校生では86分長かった。

睡眠不足にある児童・生徒は，日中に眠気が高まるばかりでなく，注意や集中力の維持が困難になり，日中の活動性が低下する。精神的健康にも問題が生じることが多く，落ち着かない，イライラする，気力や意欲が減退する，慢性疲労が蓄積する，などの症状が現れる。日本学校保健会が2018年に発表した調査結果によれば，夜更かしの理由として最も多いのは「なんとなく」であり，小学生では約30%，中学生では男子46%，女子44%，高校生では男子48%，女子52%を占めていた。児童・生徒だけでなく，教師や保護者に睡眠の重要性を十分認識してもらい，夜更かしをしないように啓発していくことが大切である。

一方，大学生は，生活習慣が不規則になりやすく，あらゆる年齢層の中で就床時刻が最も遅い。これは年齢による影響というよりも，時間的な拘束が緩やかな環境にあることが原因である。高校生と同様，始業が毎日一定時刻に固定されている同年代の看護専門学校生や高等専門学校生と比較した調査結果によれば，大学生の方が就床・起床時刻が15～30分遅く，夜型の傾向があった。ただし，睡眠時間は6時間30分前後と，これらの集団の間にはほとんど差はなく，さらにどの集団でも70%以上の人たちが午後に居眠りをしていた。睡眠時間の短さと居眠りの多さは，20歳前後の日本人学生の特徴であるといえる。

（3） 中高年の睡眠

図6−4からわかるように，20～40歳代では就床・起床時刻はほぼ一定であるが，50歳代以降から就床時刻が前進し，朝型傾向を示すようになる。60歳代以上の高齢者ではさらに就床時刻が早くなるが，就床時刻に比べて起床時刻はそれほど早くならないため，結果として，布団に入っている時間（臥床時間）が長くなる。しかし，高齢になるほど寝つきが悪く，中途覚醒も増えるため，若年者に比べて実際の睡眠時間は短くなる。このように，臥床時間が長くなるにもかかわらず，睡眠時間が短くなるために，睡眠効率（睡眠時間÷就床時間）が著しく低下する。

図6−5は，若年者と高齢者における一晩の睡眠経過を示している。高齢者は，就床時刻が早いが，寝つきが悪く，中途覚醒が多い。一度目が覚めてしまうと，再入眠するまでに時間がかかる。また，徐波睡眠（睡

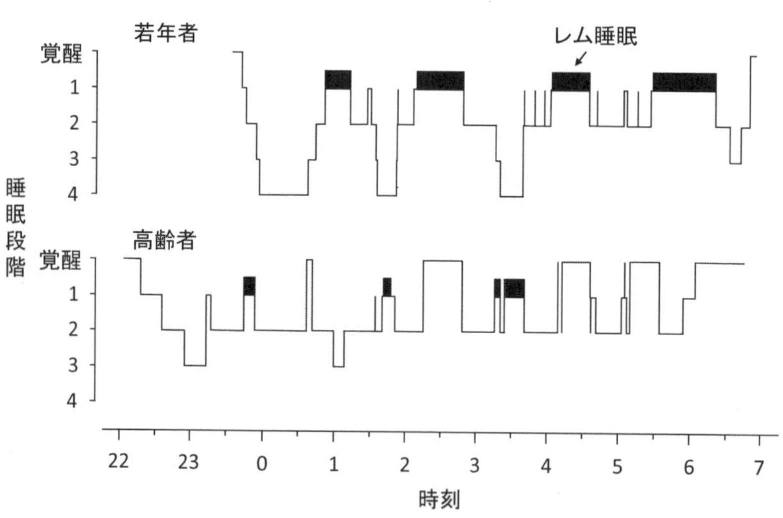

図6-5　若年者と高齢者の一晩の睡眠経過（白川ら，1999）

眠段階 3 と 4）が少なくなり，レム睡眠も分断化し，睡眠段階 1 と 2 が増加する。このように，高齢者では全体的に睡眠が浅くなり，睡眠構造が変化する。その結果，日中の覚醒レベルが低下し，うたた寝や昼寝が増えていく。

図 6－6 は，加齢による睡眠効率と徐波睡眠（睡眠段階 3 と 4）の変化を示している。睡眠効率は，10 ～ 20 歳代までは 90% を超えているが，年齢が上がるにつれて低下していく。60 歳以上になるとばらつきが大きくなり，80 歳を超えると 70% 程度にまで低下する。また，徐波睡眠は 10 歳代から 20 歳代にかけて顕著に減少し，その後ゆるやかに減少する。40 歳代ではばらつきが大きいが，年齢が上がるにつれて徐々に低下していく。60 歳以降になると，徐波睡眠が出現しない人も現れる。

1997 年に健康・体力事業財団が 3,030 名を対象に行った調査によれば，入眠困難，睡眠維持困難，早朝覚醒のいずれかの不眠症状を有する人の割合は，20 ～ 30 歳代では 18.1%，40 ～ 50 歳代では 18.9% であったが，

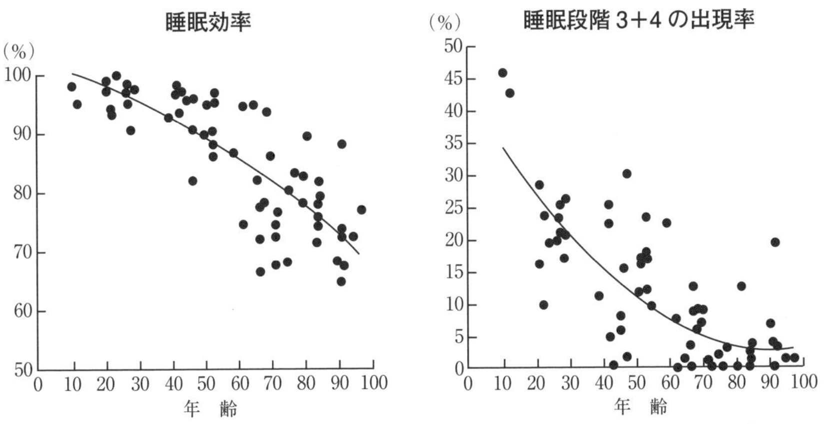

図 6－6　加齢による睡眠効率と徐波睡眠（睡眠段階 3+4）の変化
（平沢，1994）

60 歳以上では 29.5% と，およそ 3 人に一人に増えていた。また，睡眠薬を使う人も年齢が上がるにつれ増えていく。2000 年に厚生労働省が実施した保健福祉動向調査によれば，睡眠薬を使用する人の割合は，50 歳代では 8.6% であったが，60 歳代では 17.3%，70 歳以上では 25.3% になっていた。

このように，高齢者で睡眠が変化する理由として，加齢に伴う脳機能の低下に加えて，概日リズムが変化することも指摘されている。体温は夕方に高く，早朝に低くなるという日内リズムがみられるが，若年者に比べると高齢者では，一日の最高体温と最低体温との差が小さくなる。その結果，夜間に体温が十分低下せず，睡眠が深くなりにくい。また，概日リズムの位相前進が起こり，体温低下が始まる時刻が早くなる。それによって，就床時刻が早くなる。しかし，体温上昇が始まる時刻も早くなるため，睡眠後半では睡眠を維持することが困難になり，早朝に目覚めやすくなる。

2. 睡眠と性差

(1) 女性の睡眠時間

女性の睡眠時間は，男性に比べて短いのが特徴である。2016 年に総務省が実施した社会生活基本調査（第 9 章の図 9 − 1 参照）によれば，女性の平均睡眠時間は男性の平均睡眠時間よりも 10 分短かった。特に 40 〜 70 歳代の中高年層では，睡眠時間の男女差が大きくなり，20 分程度の差がみられた。睡眠時間が最も短いのは，40 〜 50 歳代の女性で，この年齢層では家事や育児にかかる時間が多くなることが，その原因として考えられている。

睡眠時間が短いことや毎日の就床あるいは起床時刻が不規則であることは，過剰な眠気につながりやすい。2000 年に首都圏に勤務する成人

4,722人（男性3,909人，女性813人）を対象とした調査によれば，日中に過剰な眠気を訴える人の割合は，男性で7.2%であったが，女性ではその約2倍の13.3%であった。

（2） 月経リズムと睡眠

女性の月経周期はおよそ28日間で，月経から排卵までの卵胞期と，排卵から月経までの黄体期に分けられる。黄体期には女性ホルモンの一つであるプロゲステロンの分泌量が増加するが，このホルモンには体温上昇作用があるため，卵胞期に比べて0.3～0.4℃の体温上昇がみられる。図6-7からわかるように，月経前の黄体後期になると，夜間に体温が十分低下せず，朝の体温上昇も緩やかになる。その結果，睡眠が深くなりにくく，起床時刻も遅くなりやすい。

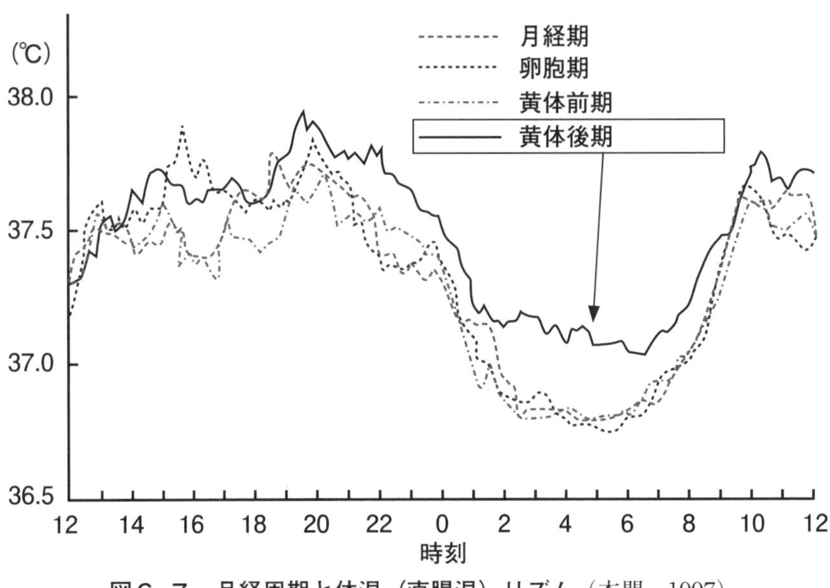

図6-7　月経周期と体温（直腸温）リズム（本間，1997）

図6－8は，月経周期における各睡眠段階の出現時間を示している。卵胞期と比べて黄体期には，レム睡眠と，深睡眠である徐波睡眠（睡眠段階3と4）が減っている。さらに黄体期のなかでも，月経直前の黄体後期になると，黄体前期に比べてレム睡眠がさらに減り，逆に睡眠段階2が増えている。月経前には，このような睡眠内容の変化に加えて，プロゲステロンの影響により眠気が強くなる。このような眠気や睡眠内容の変化は，月経2～3日後以降に消失する。

（3） 妊娠と出産

妊娠初期の約3ヵ月間は，プロゲステロンの分泌が盛んになり，眠気や倦怠感が現れやすくなる。夜間睡眠が長くなりやすく，居眠りも多く，一日の総睡眠時間は長くなる。これらの症状は，妊娠中期には消失する。

妊娠後期になると，さまざまな睡眠問題が発生する。腹部が圧迫され

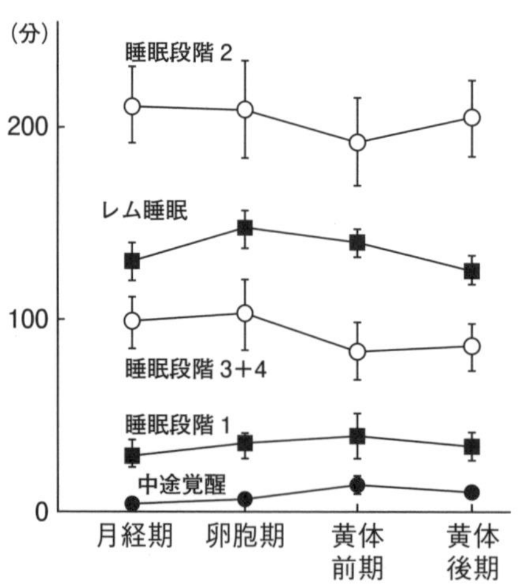

図6-8　月経周期と睡眠内容
（伊藤ら，1995）

ることで，呼吸圧迫や頻尿が生じ，仰向け寝や寝返りも困難になる。また，寝汗や，不規則な子宮収縮，胎動，背中や腰の痛み，関節痛，むくみなどの症状が現れる。これらの身体症状により，寝つきが悪くなり，中途覚醒も多くなる。

さらに，妊娠中は出産や育児への不安が引き金となって不眠が生じたり，体重増加によって上気道が狭くなって，睡眠時無呼吸症を併発したりすることが多くなる。むずむず脚症候群も，妊娠中に多く発生する。むずむず脚症候群の有病率は日本人全体では数％であるが，日本人妊婦では19.9%にのぼり，特に妊娠末期に増えることが報告されている。

分娩後２～５日には，理由もなく涙もろくなったり，憂うつになったりするなど，マタニティブルーの症状が現れると，不眠が生じる。マタニティブルーは，分娩後１ヵ月程度で消失するが，この間に新生児が数時間おきに睡眠・覚醒を繰り返すため，新生児を24時間つきっきりで世話をする母親は，睡眠が分断され，５時間以上のまとまった睡眠をとることが困難になる。その結果，慢性的な睡眠不足に陥ることが多くなる。

（4）更年期女性の睡眠

更年期とは，閉経の前後10年間程度の時期を指している。日本人の閉経年齢は平均50歳であることから，およそ45～55歳の日本人女性が更年期に相当する。更年期には卵巣機能が低下し，エストロゲンとプロゲステロンの分泌が低下する。その結果，ほてりやのぼせ，発汗といった自律神経系症状や，不安，不眠，無気力，イライラ感といった精神症状，肩こりや腰痛，筋肉痛，関節痛といった身体症状などが生じる。このような更年期特有の症状を持つ人の半数以上が，不眠や日中過眠を訴えることが報告されている。

40歳代以降の中高年では，男性に比べて女性の方が入眠困難や中途覚醒などの訴えが多いが，睡眠内容は女性の方が良好で，中途覚醒や睡眠段階1が少なく，睡眠効率も高い。このように，自覚的な症状と睡眠内容に男女差が生じるのは，女性の心理社会的要因や性格特性によるのか，あるいは男性の感受性の低さによるのか，その理由はわかっていない。

参考文献

白川修一郎編『睡眠とメンタルヘルス』ゆまに書房（2006）
堀忠雄編著『睡眠心理学』北大路書房（2008）
宮崎総一郎ら，編著『睡眠学Ⅱ』北大路書房（2011）

7　睡眠と夢・記憶

林　光緒

《**目標＆ポイント**》 私たちはなぜ夢を見るのだろうか。その答えはまだ完全には解明されていないが，夢がどのように形成されるのかについては，少しずつ明らかになってきた。そこでこの章では，まず夢の形成過程について解説する。しかし，睡眠中に生じる心理的体験は夢だけではない。本章では，寝入るときにしばしば体験する入眠時心像や，真夜中に起こる金縛りについても合わせて解説する。また，最近，起きているときに学習した知識や技能が睡眠中に蓄積されていくことが明らかになってきた。そこで，睡眠中に記憶がどのように定着されているのかについてもとりあげる。
《**キーワード**》 夢，入眠時心像，金縛り，宣言的記憶，手続き記憶

1．睡眠中の心理的体験

(1) レム睡眠の夢・ノンレム睡眠の夢

レム睡眠の最中に人を起こすと，そのとき夢を見ていたという人は約80% にのぼる（表7-1，右から2列目)。ふだん夢を見ないという人でも，レム睡眠中に起こすと，夢を見ていたと驚くことが多い。第4章で述べられているように，レム睡眠中は，急速眼球運動（rapid eye movement：REM）が生じるが，目が頻繁にキョロキョロと動く時期と，ほとんど動かない時期がある。頻繁に動いているときに起こすと，夢の報告率はさらに高くなり，夢の内容もより鮮明になる。私たちが日常的に体験しているように，レム睡眠中の夢は鮮明で生々しく奇怪な内容であり，その大半が視覚映像を伴っている。情動的な内容が現れることも多く，ス

トーリー性も高い。このように夢らしい夢であり，夢様（dream-like）体験ともいえる。

これに対して，ノンレム睡眠中に起こした場合には，このような鮮明な夢や，視覚映像が浮かんでいたという人はほとんどいない。しかし，思い浮かべるものが何もなく，心が無の状態であったかというと，必ずしもそういうわけではない。「何かを考えていた」というように，断片

表7-1　レム睡眠とノンレム睡眠の夢の再生率（堀，1999）

研究者	参加者数	覚醒回数	再生率（%）	
			レム睡眠	ノンレム睡眠
Cavallero *et al.*	50	100	93	77
Dement	10	70	88	0
Rechtschaffen *et al.*	17	282	86	23
Orlinsky	25	908	86	42
Wolpert	8	88	85	24
Wolpert & Trosman	10	91	85	0
大熊	19	200	84	22
Foulkes	8	244	82	54
藤沢	10	?	80	50
Dement & Kleitman	9	351	79	7
Klemente	9	57	75	12
Aserinsky & Kleitman	10	50	74	7
Snyder & Hobson	10	320	72	13
Goodenough *et al.*	16	190	69	34
Snyder	16	237	62	13
Jouvet *et al.*	4	50	60	3

的で現実的な思考をしていることも多い。このような思考様（thought-like）体験を夢とみなすかどうかによって，ノンレム睡眠中の夢の報告率は大きく異なる。夢とみなせば報告率は50%に達するが，夢とみなさなければ0%である（表7−1，右1列目）。

このように，私たちが日常的に体験する夢は，そのほとんど全てがレム睡眠中に現れるといえる。

一方，レム睡眠中には骨格筋の筋緊張が著しく低下している。この現象を引き起こす脳内中枢は，脳幹の橋（きょう）にある青斑核アルファという部位であることが知られている。Sastre と Jouvet（1979）は，青斑核アルファの神経連絡を破壊したネコがどのような行動を示すのかを観察した。その結果，このネコはレム睡眠中に筋緊張が消失せず，毛づくろいしたり，歩き回ったり，目標もなく飛びかかったり，毛を逆立てて怒りを表すなど，あたかも夢を見ているような行動をとった。この実験結果は，動物もレム睡眠中に夢を見ている可能性を示唆するものである。青斑核アルファが正常に機能している限り，私たちはどんな夢を見てもこのネコのようにレム睡眠の最中に体を動かすことはなく，安全に眠っていられる。

(2) 夢の形成過程

なぜ夢を見るのかという夢見仮説は数多くあり，まだ完全に解明されているわけではない。しかし，1990年代以降，磁気共鳴画像（MRI）やポジトロン断層法（PET）など，脳内の血流量を調べることによって脳機能を測定する方法が開発され，レム睡眠中の脳機能も調べられてきた。その結果，①レム睡眠中は，視覚情報の処理を行う視覚野の血流量と，②情動をコントロールする扁桃体の血流量が増大するが，③私たちの行動を制御する前頭葉の血流量が低下することが明らかとなってきた。つまり，①視覚野が活性化することでレム睡眠中に視覚映像が浮かび上がり，夢の内容が鮮明になる。②扁桃体が活性化することによって情動性が高まり，夢の内容が印象的なものになる。さらに③前頭葉の活動が低下することによって夢の内容にまとまりがなく，奇異で非現実的なものになるが，夢を見ている最中，私たちは，それがおかしなものだとは全く気づかないでいることになる。

これらの脳活動の変化は，特に急速眼球運動が生じるときに著しくなることが明らかとなってきた。このことは，急速眼球運動が生じることによって夢が生成されている可能性を示している。急速眼球運動が生じるたびに視覚野が活性化され，新しい視覚映像が生み出されているとすれば，このことは，脈絡なく次々と場面が変わっていくという私たちの夢体験と一致する。ところで，レム睡眠行動障害の患者は，レム睡眠中に骨格筋が弛緩しないため，夢を見ている最中に体が動く。このときに患者を起こすと，夢の内容と体の動きがよく一致している。このことから，夢の映像を目で追いかけているために急速眼球運動が生じる場合もあれば，先に述べたように，急速眼球運動がきっかけとなって，夢が生じる場合もあると考えられる。

(3) 入眠時心像

つい居眠りをしてしまい，気づいたら，たった今夢を見ていた，という体験を持つ人もいるだろう。そのとき，さほど姿勢が崩れていなかったのであれば，それはレム睡眠中の夢ではない。先述の通り，レム睡眠に入っていたなら，全身の筋緊張が著しく低下し，座ったままの姿勢を保つことはできないからである。それでは，そのときに見た夢は何かといえば，それは寝入りばなに体験する入眠時心像と呼ばれるものである。入眠時心像は，覚醒から睡眠段階１に移行する時期に発生し，特に睡眠段階1の中でシータ波が連続して出現する時期に多く現れる。

入眠時心像の80%以上は，何か見えたという視覚的体験である。色や幾何学模様など単純なものが見えたという報告もあれば，人や風景が見えたりする報告もある。これらの映像が瞬時に出現したり，瞬時に消失したりする場合もあれば，まるで夢を見ているかのように鮮明な映像が次々と現れ，複雑にストーリーが展開していくようなものもある。また，音や声が聞こえたという聴覚的な体験があったり，自分の体が浮き上がったり沈み込んだりするという身体感覚的な体験も存在する。

このように，入眠時心像はレム睡眠中の夢とよく似ている。ただし，入眠期は短時間で終了するが，レム睡眠は長く続くため，夢と入眠時心像では体験する時間の長さが異なる。また，長さ以外に2つの点で大きな違いがある。一つは情動性である。夢は不安やストレスが夢内容に反映されやすく，情動性の高い内容がよく現れる。これに対して入眠時心像を見てもハラハラ，ドキドキすることはほとんどなく，感情が平坦で情動性が乏しい。このため，入眠時心像が発生しても，睡眠を妨害することはほとんどない。二つ目の違いは，その内容である。入眠時心像はレム睡眠のような夢様体験よりも，日常生活の中で体験しているような現実感や生活感（life-like）の高い体験が多い。

ところで，入眠時心像の発生率は個人差が大きい。入眠期に繰り返して起こしてみても，ほとんど体験しない人もいれば，頻繁に体験する人もいる。

(4) 金縛り

一度でも睡眠中に金縛りを経験したことがある人は，成人の約40%にのぼる。金縛りの特徴は，動けない，しゃべれない，不安感または恐怖感がある，胸の上に何かが乗っている感じ，誰かがいるような気配，などである。金縛りにあったときの状況を尋ねると，その日はとても疲れていた，強い心理的ストレスがあった，生活が不規則だった，などの答えが返ってくる。なぜこのようなときに金縛りになりやすいのであろうか。

これらの要因は，いずれも睡眠を中断させやすい。第4章で述べられているように，ふつう睡眠はノンレム睡眠から始まり，レム睡眠は入眠後約1時間経過しないと現れない。しかし，レム睡眠が始まる直前や直後に睡眠が中断すると，再び眠りにつくときレム睡眠から始まる場合がある。特に明け方の最低体温付近ではレム睡眠が長時間続くため，入眠直後にレム睡眠が始まることが多い。また，中途覚醒の直後にレム睡眠が始まると，意識が鮮明に保たれることがある。実際，金縛りの最中の睡眠ポリグラフ記録を測定した例では，脳波にアルファ波が連続して出現しており，極めて覚醒に近い状態であった（図7-1，上から2段目）。

しかし，レム睡眠中であるため骨格筋の筋緊張が著しく低下しており，

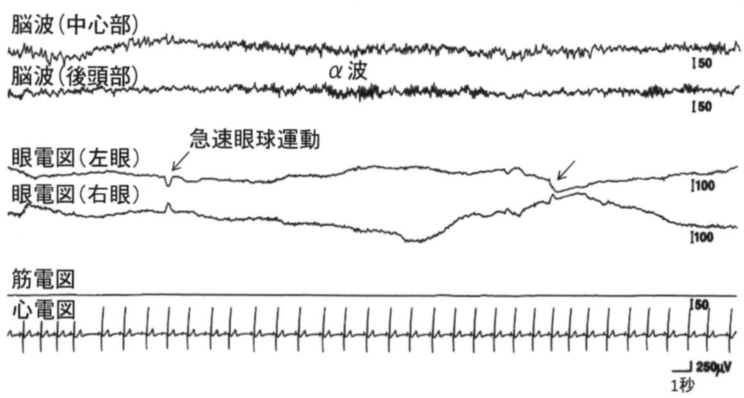

図7-1　金縛りの最中の睡眠ポリグラフ記録（Takeuchi *et al.*, 1992）

体は動けず金縛り状態になっている（図7－1，上から5段目）。レム睡眠である証拠に，眼電図に急速眼球運動が認められる（図7－1，上から3・4段目）。金縛り状態が感知できるほど意識が鮮明であるため，危機感や不安が高まり，恐怖感に満ちた夢を見ることになる。これが金縛り体験である。しかし，レム睡眠が終わり，ノンレム睡眠が始まると，このような症状は消える。非常に強い情動体験が起こるため，朝起きたあとも鮮明に記憶に残るのである。

2. 記憶と睡眠

(1) 記憶の種類

ガイドブックに掲載されている店に電話をかけたあと，その電話番号を思い出せる人は少ないだろう。このように電話をかけるほんの少しの

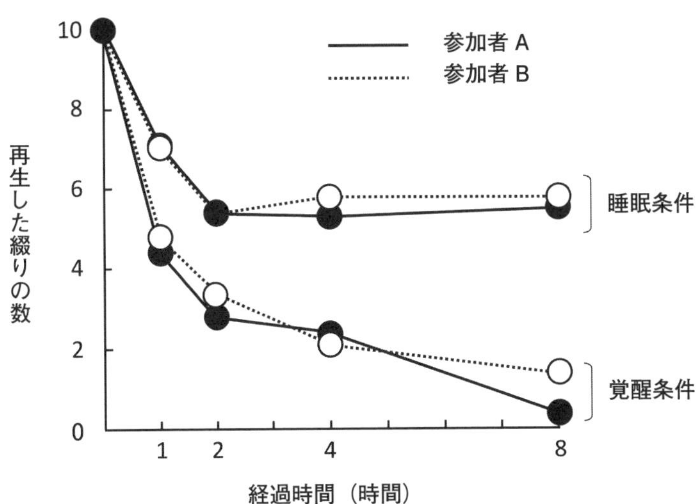

図7-2　記憶の忘却曲線（Jenkins & Dallenbach，1924）

時間だけ覚えておけばよい記憶もあれば，知識や経験など長期間にわたって保たれ続ける記憶もある。前者のような短い記憶を短期記憶，後者のような長い記憶を長期記憶と呼ぶ。さらに長期記憶の中には，さまざまな事実について言葉で表すことができる宣言的記憶と，運動技能や習慣など言葉で言い表せない手続き記憶がある。近年，これら長期記憶の統合と定着に睡眠が大きな役割を果たしているという研究結果が数多く報告されている。

（2） 干渉説と二重過程仮説

睡眠と記憶に関する初期の研究は，1924 年にさかのぼる。Jenkins と Dallenbach は，新しく覚えた記憶が時間経過とともにどのように失われていくのか実験を行った（図 7－2）。2 名の実験参加者に 10 語の無意味な綴りを記憶してもらい，その 1 時間後，2 時間後，4 時間後，8 時間後にその綴りをどれくらい覚えているかテストした。その結果，1 時間後では覚えている綴りは半数になり，8 時間後にはほとんど覚えていなかった。しかし驚くべきことに，綴りを覚えた直後に眠ると，1 時間後に起こされたときは 7 割覚えており，8 時間眠ったあとに起こされても半数以上覚えていた。この結果について彼らは，起きているときはさまざまな刺激が記憶を妨害（干渉）するため忘却しやすいが，睡眠中はそのような妨害がないため忘却しにくいと考えた。そこで，彼らの説は干渉説と呼ばれている。

しかし，近年の研究では，記憶した直後に眠ると忘却が起こりにくいばかりか，眠る前よりも記憶課題の成績が飛躍的に向上する場合もしばしば認められることから，睡眠は忘却を防ぐという消極的な役割ではなく，記憶・学習過程を促進するという積極的な役割を持つと考えられるようになってきた。

記憶の種類によって記憶の定着に必要な睡眠内容が異なることを実験的に明らかにしたのは，Plihal & Born（1997）である。彼らは，睡眠時間を3時間ずつ二つに分け，それぞれの睡眠の前後に宣言的記憶に関する課題と，手続き記憶に関する課題を実施した。宣言的記憶の課題として対連合課題を用いた。これは，二つの単語の組み合わせを記憶してもらった後，片方の単語を提示し，組み合わせたもう一方の単語を回答してもらうという課題である。手続き記憶としては，鏡に映った像を見ながら，手元に置いた図形の輪郭線をペンでなぞるという鏡映描写課題を用いた。その結果，前半3時間の睡眠をとった後に対連合課題の成績が向上し，後半3時間の睡眠をとった後に鏡映描写課題の成績が向上した（図7-3）。第4章で述べられているように，前半3時間の睡眠中には徐波睡眠（睡眠段階3+4）が集中して現れ，睡眠後半は体温が低くなっているため，レム睡眠が長時間出現する。この結果から彼らは，宣

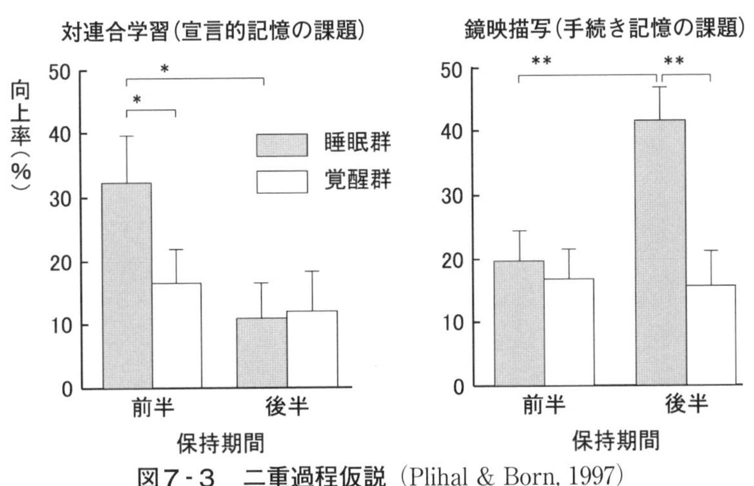

図7-3　二重過程仮説（Plihal & Born, 1997）

言的記憶の定着は徐波睡眠中に行われ，手続き記憶の定着はレム睡眠中に行われるとする二重過程仮説を提唱した。

(3) 宣言的記憶と睡眠

覚醒中の記憶定着には，大脳辺縁系にある海馬が重要な役割を果たしていることが多くの研究によって明らかにされている。新しい学習内容が海馬に貯蔵される際には，神経伝達物質のアセチルコリンを放出するコリン作動性神経系の活動が高まる。しかし，徐波睡眠中では逆に，コリン作動性神経系の活動は著しく低下する。アセチルコリンの分解を抑えるフィゾスチグミンという薬剤を投与し，徐波睡眠中でもコリン作動性神経系の活動が高まるようにすると，起床後の対連合学習の成績が低下することから，Gais と Born（2004）は，徐波睡眠中にコリン作動性神経系の活動が低下することが，宣言的記憶の定着に重要であると主張した。彼らの説によれば，徐波睡眠中にコリン作動性神経系活動が休止すると，それに拮抗する別の神経系機構が活動を開始する。その結果，海馬に一時的に貯蔵されていた記憶が再処理され，大脳皮質の長期記憶系に貯蔵されることになるという。しかし，徐波睡眠中に作動する神経機構の詳細は明らかにされていない。ところで，鏡映描写課題の成績は就床前と起床後で変わらなかったことから，この神経機構は手続き記憶には関与していないと考えられる。

このような海馬と大脳皮質が関与する記憶系（海馬記憶系）の神経機構は，徐波睡眠よりも睡眠段階 2 の最中に出現する睡眠紡錘波が関与すると指摘する研究も多い。例えば，大脳皮質で記録される紡錘波は，海馬で記録される 40 ～ 100Hz のガンマ波が発生するときと，ほぼ同時に現れる。また，紡錘波が発生するときには，大脳皮質の錐体細胞にカルシウムイオンが大量に流入する。この現象は神経細胞の長期増強にかかわっている。長期増強とは，神経細胞を同時に刺激すると神経細胞間の刺激伝達が促進され，その効果が長期間にわたって持続する現象である。長期間にわたって神経細胞の変化が生じることから，長期増強は記憶と学習における神経メカニズムの一つであると考えられている。紡錘波が宣言的記憶の定着に関与する証拠として，睡眠前に対連合課題を行なうと睡眠中に紡錘波の活動が高まったことや，睡眠中に紡錘波が多く出現するほど顔と名前の組み合わせを覚える連合学習の成績が向上したことが報告されている。

(4) 手続き記憶と睡眠

宣言的記憶の定着は徐波睡眠中に，手続き記憶の定着はレム睡眠中に行われるとする Plihal と Born の二重過程仮説に対して，手続き記憶の定着には，レム睡眠だけでなく，徐波睡眠も必要であるとする研究報告も多い。例えば，ラットに回避学習の訓練を行うと，回避行動を多く行うラットでは徐波睡眠の後にレム睡眠が現れることが多く，回避行動をあまり行わないラットでは，徐波睡眠のあとに覚醒することが多いことが報告されている。このことは，記憶定着には徐波睡眠に続いてレム睡眠が出現することが必要であることを示している。

人を対象とした研究においても，手続き記憶の定着には徐波睡眠とレム睡眠の両方が必要であると考える研究者もいる。Stickgold ら（2000）は，パソコン画面に一瞬だけ呈示される図形の特徴を読み取る視覚弁別課題を行った。この課題では，図形を提示する時間を徐々に短くしていき，読み取ることができる速度を調べている。この課題を練習した後，実験室で一晩眠ってもらい，その翌朝，読み取り速度がどのくらい向上したかを調べた。睡眠周期（ノンレム睡眠＋レム睡眠の約 90 分周期）ごとに各睡眠段階の出現率を求めたところ，第１睡眠周期の徐波睡眠（r

＝0.70）と第4睡眠周期のレム睡眠（r＝0.76）が長い人ほど，成績が向上していた。そこで，これらの睡眠段階を掛け合わせると，成績向上率との間にr＝0.89という高い相関関係が認められた。

一方，手続き記憶の定着には，徐波睡眠やレム睡眠ではなく，睡眠段階2が必要であるとする報告もある。Walkerら（2002）は，パソコンのキーボードを模したタッピング課題を訓練し，その12時間後と，さらにその12時間後にテストを行った（図7－4）。午前10時に訓練した後，12時間後の午後10時にテストしても成績はあまり向上しなかったが，翌朝の午前10時に再テストすると成績が著しく向上した（図7－4左図）。また，午後10時に訓練し，翌朝の午前10時にテストした場合でも成績が著しく向上したが，その12時間後の午後10時に再テストをした場合では，ほとんど向上は認められなかった（図7－4右図）。このよ

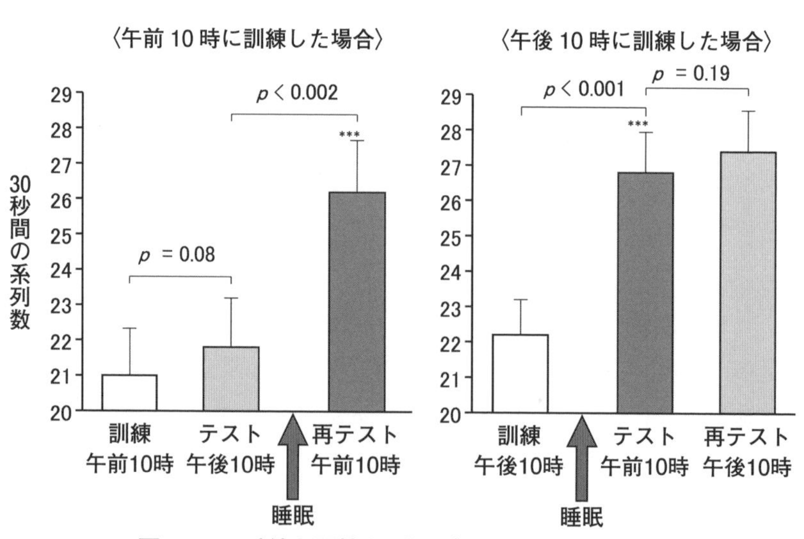

図7-4　手続き記憶と睡眠（Walker *et al.*, 2002）

うに覚醒状態が12時間続いても技能の向上はほとんど見られなかったが，一夜眠った後に成績が格段に向上したのである。さらに，成績が高かった人ほど，睡眠後半の睡眠段階2の出現時間が長かった。

睡眠段階2が手続記憶の定着に関与していることを示す証拠として，睡眠段階2の最中に現れる睡眠紡錘波が運動技能の向上に関与することが報告されている。例えば，Tamakiら（2008）は，ビデオカメラを用いて90度回転させた映像を見ながら，手元に置いた図形の輪郭線をペンでなぞるという回転図形描写課題を実施した。その結果，成績の向上率が高いほど紡錘波が大きくなり，その持続時間も長かった。

以上のように，宣言的記憶と手続き記憶の統合と定着には，睡眠が大きな役割を果たしており，レム睡眠と徐波睡眠，紡錘波が関与することが明らかとなっている。これらの相互関係については，未解明なところも多く，これからの研究が待たれている。

参考文献

堀忠雄編著『睡眠心理学』北大路書房（2008）
日本睡眠学会編『睡眠学』朝倉書店（2009）

8 睡眠と環境

林　光緒

《目標 & ポイント》 睡眠の質や量は，さまざまな環境要因の影響を受けている。蒸し暑い夏はもちろんのこと，寒い冬もなかなか眠れない。救急車のサイレンの音や，マンションやアパートの隣室の玄関扉が閉まる音で目覚めてしまうこともある。また，深夜まで煌々（こうこう）と明かりがついていると，つい夜更かししてしまう。このように生活環境における温度，光，騒音が睡眠にどのような影響を及ぼしているのかについて学ぶ。
《キーワード》 体温，高温環境，低温環境，湿度，光，騒音

1. 温度環境と睡眠

(1) 高温環境

夜間睡眠中には，体温が低下していく。これには，① 24 時間周期の体温リズム，②交感神経系活動の低下による末梢血管拡張に伴う放熱作用，③深睡眠中に促進される発汗作用がかかわっている。これらの要因によって放熱が促進され，体温が低下していくことで睡眠が深まっていく。

しかし，蒸し暑い夏の夜は放熱が進まないため睡眠が著しく妨害される。図 8－1 は，一晩中，寝室の室温を 29℃か 35℃，湿度を 50% か 75% に設定したときの体温変化を示している。29℃でも室温が高いように思われるかもしれないが，この実験では男性参加者が下着 1 枚だけで眠り，掛布は使っていない。裸でいるとき，29℃は暑くも寒くもない温度で，これを中性温度という。中性温度で眠った場合には，睡眠中に

体温が徐々に低下しているが，高温多湿の熱帯夜を想定した35℃，75%の場合，体温はほとんど低下していない。その結果，途中で何度も目覚め，睡眠が小刻みに分断される。深睡眠である徐波睡眠（睡眠段階３，４）もほとんど出現せず，レム睡眠も減少する。

同じ35℃でも湿度を50%に下げると，汗の蒸発が進むため，体温が低下しやすくなる。図８−１を見ると，75%の場合と比較して睡眠中に体温が0.4℃下降していることがわかる。睡眠内容も湿度75%のときほど悪化せず，徐波睡眠やレム睡眠が安定して出現する。このように熱帯夜を快適に過ごすためには，室温を下げることと同時に，湿度を下げることにも留意する必要がある。

ただし，これらの結果は，実験室で一晩中，同じ室温，湿度を保った場合である。日常場面では，夏であっても早朝には気温，室温ともに下

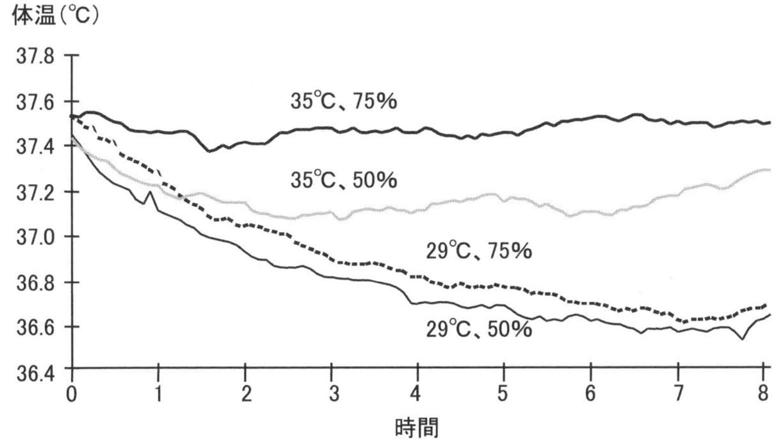

※寝具を使わず，裸の状態で寝た場合

図８-１　高温・多湿下の体温変化（Okamoto-Mizuno *et al.*, 1999）

降することから，寝衣や寝具が必要になる。環境省は，夏のオフィスの空調を28℃に設定するよう提唱しているが，寝衣や寝具を身にまとうと，28℃でも暑くて睡眠を妨害してしまう。夏の夜は，それよりも2℃低い室温26℃，湿度50～60%であれば，睡眠が良好に保たれる。それよりも室温が高くなると，寝つきが悪くなり，途中で目が覚めやすくなる。寝具と人との間にできる空間の温度や湿度を寝床内気候と呼ぶが，快適な寝床内気候は，温度32～34℃，湿度50±5%である。

就床1～2時間後にクーラーのスイッチが切れるようタイマーをセットして寝たが，暑くて途中で目が覚めたということを多くの人が経験しているだろう。寝室でクーラーを使うときは，なるべく就床時の2～3時間前から使用し，壁や家具を十分冷やしておく必要がある。クーラーを使うと寝室の空気はすぐ冷えるが，涼しくなったからとすぐにクーラーを止めると，壁や家具からの輻射熱によって寝室内の空気が再び暖められ，室温がすぐに上がるからである。

なお，クーラーはなるべく睡眠前半で使用するようにし，一晩中，体を冷やし続けないようにする。この章の始めに述べたように，睡眠前半に体温が低下していくことによって睡眠が深まっていくため，睡眠前半にクーラーを使用することは効果的である。しかし，睡眠後半でもクーラーをつけたまま体を冷やし続けていると，朝，目覚めにくく，目覚めたときに疲れが残っていたり，体がひどくだるかったりする。この現象を睡眠慣性と呼ぶ（第4章参照）。通常，体温は睡眠の半ば付近で最低となり，その後，起床までの間に徐々に上昇していく。起床直前までクーラーをつけ続けていると，体温が上昇しにくいため，睡眠慣性が強くなるのである。このような場合は，起きた後に軽く体操をしたり，暖かいシャワーを浴びたりすることで交感神経系活動を高めるとともに体温を少し上げるようにすると，起床時のだるさは軽減する。

熱帯夜を快適に過ごす方法として，クーラー以外に冷却枕や送風の効果も検討されている。枕の表面温度が16℃の冷却枕を使用したところ，入眠が10分間早まったことが報告されている。ただし，枕が冷たすぎると感じる場合は，却って眠れなくなるため，冷やしすぎないよう注意する必要がある。また，室温32℃，湿度80%の高温多湿環境で，足元から毎秒1.7mの風を送ったところ，中途覚醒が減り，睡眠効率（就床している時間のうち，実際に眠っていた時間の割合）が78.1%から95.1%へと向上したことも報告されている。これは，室温26℃，湿度50%の快適な環境下で眠った場合（睡眠効率95.5%）と同等の効果である。

（2）低温環境

冬は寝室の温度を16～19℃にしておくと，寝心地が最もよいことが報告されている。冬は，室温を16℃以上，湿度50～60%に保つことが望ましい。また，布団の中の寝床内気候は10℃以上に保つことが必要である。10℃より下がると睡眠が妨害される。寒いと交感神経系活動が高まり，目が覚めてしまうばかりか，手足の末梢血管が収縮するために皮膚から放熱しにくくなり，眠りにくくなる。いわゆる冷え症の人は寝つきが悪いのも，手足が冷たく末梢血管が収縮しているため，皮膚からの放熱がしにくいことに原因がある。そこで，寒くて眠れない場合は，寝る直前にぬるめの湯にさっとつかるか，手足を軽く温めるとよい。昔から寝つきをよくする方法として「頭寒足熱」という言葉が用いられてきたが，これは頭を直接冷やすことによって脳温（深部体温）を低下させると同時に，手足を温めて皮膚からの放熱を盛んにするという理にかなった方法である。

また，電気毛布や電気アンカを使う場合は，一晩中，電源をつけっぱなしにしないようにした方がよい。つけっぱなしにしておくと，寝床内気候が夏の高温環境と同じになる。睡眠前半では体温が低下していかなければならないが，布団の中が暑いと放熱できず，その結果，睡眠が妨害される。これらの電化製品は，寝るまでに電源を入れて寝床内を暖めておき，就床と同時に消すようにした方がよい。

一方，若年者と高齢者では，低温環境に対する対処行動が異なる。若年者は空調などを用いて寝室全体を暖める傾向にあるが，高齢者では寝室を暖めることよりもむしろ，寝具や下着を重ねたり，電気毛布や電気アンカなどを用いたりすることによって寝床内を暖める傾向にある。しかし，高齢者は，夜間頻尿のためトイレに行く回数が多い。そのたびに暖かい寝床から寒い室内に急にさらされることになる。血管が急激に収縮することによって血圧が急上昇する。また，手足が冷えるため再入眠に時間がかかる。経済的な問題もあり，寝室内を暖めることが難しい場合もあるが，夜間でもなるべく寝室内の温度を16℃以上に保つようにした方がよい。

2. 光環境と睡眠

(1) 光環境と概日リズム

洞窟の中や時計のない地下室など，昼夜も時刻もわからない環境のもとで数日間過ごしても，私たちはおよそいつもと同じような時刻に眠り，同じような時刻に目覚める。私たちの体には約24時間周期の体内時計が備わっており，このような約1日周期のリズムを概日リズムと呼ぶ。ただし，ヒトの概日リズムは24時間ちょうどではなく，それよりもやや長いことがわかっている。地下室を改造した実験室で数十日間生活すると，睡眠覚醒リズムや体温リズムは1日につきおよそ1時間ずつ延長し，25時間の周期が見られるようになる。このことから，ヒトの体内時計は25時間周期であると長い間，考えられてきた。しかし，概日リズムの周期は，いつ光を浴びるかによって長さが変わることが明らかとなってきた。夜に光を浴びると周期が長くなり，夜型化が進行する。朝に浴びると周期が短くなり，朝型になるのである。Middletonら（1996）は，光が体内時計にほとんど影響しないよう，実験室の中を８ルクス（lx）という豆球程度の薄暗い状態に保ったところ，概日リズムの周期は24.26時間になったことを報告している。また，Czeislerら（1999）は，実験室内で毎日の就床時刻を４時間遅らせ，強制的に１日を28時間として生活させた。その結果，体温リズムは28時間周期に同調せず，24.18時間の周期を示した。

このようにヒトの概日リズムは，本来24.2時間程度であるらしい。しかし，現代人は，夜に明るい光を浴びることによって概日リズムの周期が長くなり，宵っ張りの朝寝坊になりがちである。特に週末になると就床時刻が遅れ，休日の朝は起床時刻も遅くなる。すなわち毎朝，太陽の光を浴びることによって概日リズムが24時間に調整されているのである。

（2） 夜間における光環境

概日リズムの調整には，脳の松果体から分泌されるメラトニンというホルモンがかかわっている。メラトニンは日没とともに合成され，夜間に分泌される。夜の間に徐々に分泌量が増えていき，最低体温の１時間ほど前に分泌量が最大となる。日の出とともに分泌が抑制され，日中は分泌されない。夜間でも明るい照明にさらされると分泌が抑制される。

特に，夜間は光に対する感受性が高まるため，室内光程度の光を浴びるだけでも分泌が抑制される。図８−２は，夜間の光照度と覚醒度の関係を示したものである。図中の白丸はメラトニンの分泌が抑制されたことを示している。夜，室内の照度はおよそ200ルクス程度であるが，図8−2を見ると，この程度の光でも（図8−2の点線）メラトニンの分泌が抑制され，覚醒度が高まることがわかる。さらにメラトニンの分泌が抑制されることによって，体内リズムの位相が後退し，夜型の生活が助長されることになる。しかし，100ルクス以下であれば（図8−2の実線）夜間のメラトニン抑制は起こらないため，夜間の覚醒度が高まったり，体内リズムの位相が後退したりすることがない。

以上のように，就床前には間接照明に切り替えるなど，室内が明るくなりすぎないよう注意する必要がある。特に就床30分前までには，室内の照度を下げるようにしたい。また，就床後にトイレに行く場合，明るい室内灯をつけると覚醒度が高まり，再入眠しにくくなる場合があ

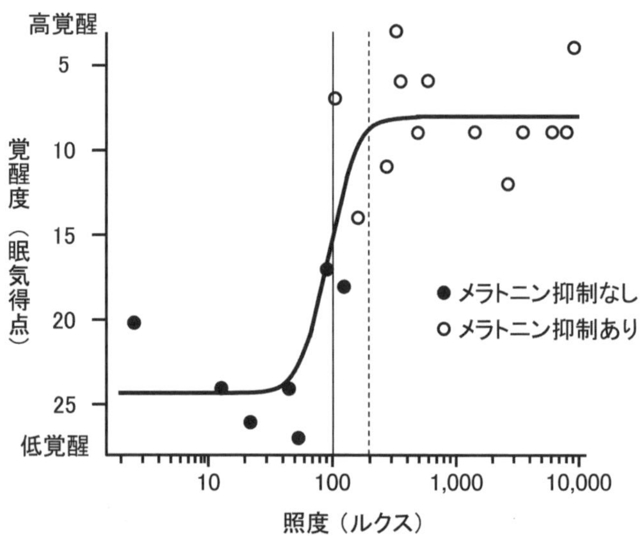

図8-2　夜間の光照度と覚醒度（Cajochen *et al.*, 2000）

る。そのような場合は，廊下に10ルクス程度の足元灯をつけておけば，安全に歩くことができるばかりでなく，光による覚醒度の上昇を抑えることもできる。

ところで，同じ照度であっても光の色によって覚醒効果は異なる。Koyama（2005）によれば，就床前の90分間に青色光を強調したコンピュータディスプレイで作業を行なうと，赤色光を強調した場合よりも覚醒度が高まり，文字検出や迷路課題の成績が高かった。しかし，そのあとの睡眠が妨害され，中途覚醒時間が増加し，睡眠段階2の出現率が減少した。このように寒色系の光は覚醒効果を持つため，就床前の照明には，暖色系の電球色蛍光灯か，調光可能な白熱灯を用いることが望ましい。逆に起床時には，寒色系の光をつければ目が覚めやすい。

一方，灯りをつけたままでは，寝つきが悪いことや，途中で目覚めてしまうことを私たちは日常生活の中で体験している。岡田ら（1981）は，0，0.3，5，30，50，120，180，300ルクスの8段階の照度で眠ってもらい，就床中の光が睡眠に及ぼす影響を検討した。睡眠の深さは0.3ルクスのときが最高で，自覚的な睡眠感も良好であった。30ルクス以上になると睡眠深度が低下し，徐波睡眠（睡眠段階3＋4）やレム睡眠が減少した。50ルクス以上になると，睡眠中に手や布団で顔を覆う遮光行動がみられた。逆に，0ルクスの方が0.3ルクスよりも睡眠深度が低下していた。個人差もあるが，暗闇が不安を引き起こし，かえって睡眠が妨害される場合もある。見知らぬ実験室で眠る場合はなおさらのことである。このような場合には，寝室内に豆球程度の照明を点けておくとよい。天井灯は光源が直接目にはいるため，なるべく足元灯など間接照明を用いた方がよい。

(3) 起床時における光環境

2,000ルクス以上の高い照度の光を浴びると覚醒度が上昇するとともに，交感神経系活動が高まる。さらに光刺激が目を通して概日リズムの体内時計として働いている脳内の視交叉上核へと伝達され，24時間周期にリセットされる。

太陽光の照度は，天候によってはもちろんのこと，同じ天候でも時刻や季節によって大きく変わる。晴天下の屋外では日中，数万～10万ルクスになる。曇天でも屋外では2,000～数万ルクス程度の照度になることから，起床時に自然光を浴びることは，よりよい目覚めと生体リズムの調整にとって特に重要である。

室内に自然光が入る場合と，遮光して自然光が室内に入らない場合を比較すると，自然光が入る場合，起床時刻は日出時刻と相関がみられるが，遮光した場合は日出時刻とは無関係な時刻に起床するようになる。防犯上，遮光することが必要で，自然光が入らない場合には，起床時に昼光色蛍光灯を用いれば覚醒効果を期待することができる。

3. 騒音と睡眠

(1) 生活騒音と環境基準

騒音については，人の健康状態を保護するための環境基準が設けられている。睡眠を妨げることがないよう屋外における夜間騒音の環境基準は，病院や郊外住宅地で25～40デシベル（dB），都市住宅地で35～45デシベルとなっている（表8−1）。世界保健機関（WHO）は，寝室における騒音基準を最大45デシベル以下，平均30デシベル以下となるよう推奨している。

表8−2は，生活騒音の大きさを示したものである。1mの距離で測定したものであっても相当の大きさがあることがわかる。スイッチの操

作音でも夜間の環境基準程度の大きさになる。

(2) 騒音が睡眠に及ぼす影響

騒音の中で特に気になるという訴えが多いのが，車の交通に伴う騒音と，隣人による生活騒音である。もちろん，騒音の大きさが大きいほど睡眠に悪影響を及ぼすが，騒音といっても連続した音か，間欠的に聞こえる音か，または突発的に生じる衝撃音かなど，音の種類や音の高さ（周波数），持続時間などの物理的特性によって影響は異なる。さらに同じ音でも，年齢や性別，性格特性，その音に対する慣れなど，個人特性によっても影響は異なるが，一般に音の大きさが40デシベルを超えると不眠感が強くなり，音で目が覚めるなどの訴えが増える。45デシベル以上になると寝つきが悪くなり，消灯してから入眠するまで，普段よりも数分から20分間余分にかかるようになる。45～55デシベルでは中

表8-1　屋外における騒音の環境基準（dB）
（日科技連官能検査委員会，1973）

地域	日中 (6:00～22:00)	夜間 (22:00～6:00)
田園住宅地・病院・休養地域	35～45	25～35
郊外住宅地，道路交通ほとんどなし	40～50	30～40
都市住宅地	45～55	35～45
工場・商店・主要道路のある商住地域	50～60	40～50
市街地（商・貿易・官庁街）	55～65	45～55
工業地域（重工業）	60～70	50～60

途覚醒が頻繁に起こるようになる。55〜75デシベルになると軽度の睡眠障害が起こる。中途覚醒がさらに増え，熟眠感や起床時の爽快感が低下する。さらに80デシベル以上になるとほとんど眠れなくなり，入眠困難，熟眠困難，早朝覚醒など高度の不眠症状が発生する。

主要幹線道路の沿道に住む中高年の女性を対象とした調査によれば，室内での騒音レベルが30デシベル以下であれば睡眠には影響しない。しかし，夜間の交通量が多く，騒音レベルが高くなるほど不眠症の有症率が増加し，特に中途覚醒の訴えが多くなる。また，交通騒音においては，連続した音よりもトラックの走行音のように間欠的に生じる音の方が睡眠に及ぼす影響が大きい。室内での交通騒音レベルが55デシベル以上になると，深睡眠である徐波睡眠（睡眠段階3+4）が減少する。

表8-2　住宅内の生活騒音（dB）（山田，1986）

衝撃音				連続音
水洗トイレを流す	83			
玄関チャイム	82	80		
			78	電気掃除機
金づちで板をたたく	74		75	電気洗濯機
マナ板上で野菜を切る	72	70	73	公団型換気扇
電話のベル	66		68	台所で洗いおけに水をためる
木製ドアを閉める	62		64	目ざまし時計のベル
アルミサッシを閉める	62	60	60	カーテン開閉
壁スイッチを消す	56		55	ステンレス流しに水を流す
		50	52	電子レンジ
壁スイッチをつける	48		46	FF型ヒーター吹き出し音
			45	パソコン
		40	41	クーラー吹き出し音

＊鉄筋コンクリートの建物内，距離1mで測定

参考文献

白川修一郎編『睡眠とメンタルヘルス』ゆまに書房（2006）
堀　忠雄『不眠』同朋舎（1988）

9　睡眠と社会

林　光緒

《目標＆ポイント》 日本人の睡眠時間は諸外国よりも短いばかりか，近年ますます短くなっている。睡眠時間が短いと睡眠による休養が十分とれないばかりでなく，うつ病や生活習慣病などの疾病にもかかりやすくなることが明らかにされている。本章では，睡眠にかかわる疫学的調査を通して，日本人の睡眠の実態について概観し，現代社会における睡眠の課題について学ぶ。
《キーワード》 疫学調査，睡眠習慣，睡眠休養充足度，心身症状，生活習慣病

1．睡眠習慣

（1） 日本人の睡眠習慣

日本人の睡眠習慣に関する疫学調査としては，生活実態にそった放送を行うのに役立てることを目的として，NHK が 1960 年から 5 年毎に実施している国民生活時間調査，総務省が日本国民の生活時間と自由時間などにおける主な活動を調べることを目的として，1976 年から 5 年毎に実施している社会生活基本調査，2002 年に制定された健康増進法に基づいて，厚生労働省が 2003 年から毎年実施している国民健康・栄養調査などがある。調査対象者の人数は実施年によってばらつきがあるものの，NHK の国民生活時間調査や厚生労働省の国民健康・栄養調査は 1 万人規模の調査であるのに対し，総務省の社会生活基本調査は全都道府県にわたる約 20 万人を対象とした大規模調査である。

図 9‒1 は，約 8 万 8 千世帯に居住する 10 歳以上の世帯員約 20 万人

を対象として，2016 年に実施された社会生活基本調査における睡眠時間の結果を示している。10 歳以上の日本人の平均睡眠時間は 7 時間 40 分で，40 ～ 50 歳代が最も睡眠時間が短い。それよりも年齢が下がるにつれ，あるいは年齢が上がるにつれ，睡眠時間は長くなっている。

性別で比べると，男性の平均睡眠時間が 7 時間 45 分，女性が 7 時間 35 分であり，女性の方が男性よりも睡眠時間が短い。その傾向は，40 歳代以降で顕著であり，各年齢層で 13 ～ 25 分の差がみられる。

曜日別に分けてみると，平日に比べ，週末では起床時刻が遅くなり，睡眠時間も長くなる。表９-１をみると，平日に比べて土曜日では約 30 分，日曜日では約 50 分，睡眠時間が長くなることがわかる。就床時刻は男女で数分間の差しかみられないが，平日でも週末でも，男性の方が女性よりも起床時刻が 17 分遅く，睡眠時間も 9 ～ 17 分長くなっている。

年齢別にみると，20 ～ 24 歳が就床時刻，起床時刻ともに最も遅く，この年齢層で宵っ張りの朝寝坊の傾向が強い。それよりも年齢が下がる

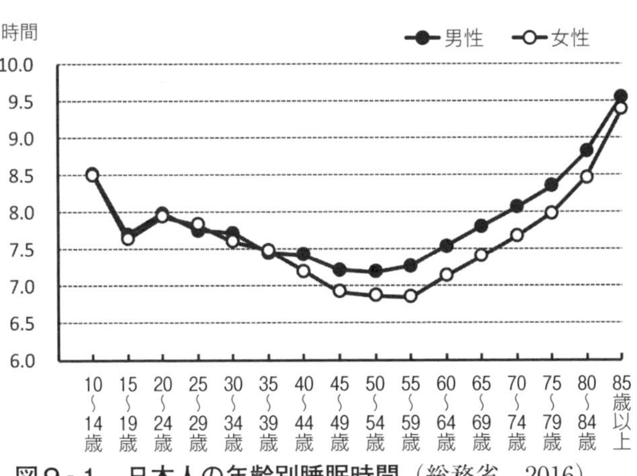

図９-１　日本人の年齢別睡眠時間（総務省，2016）

につれ，あるいは上がるにつれ，就床時刻，起床時刻はともに早くなっている。

一方，国内外の調査では，近年，睡眠時間の短縮化が著しいことが報告されている。図 9－2 は，社会生活基本調査が始まった 1976 年から 2016 年までの 40 年間における 15 歳以上の男女の睡眠時間の推移である。1976 年から 1991 年までの 15 年間で睡眠時間が急激に減少し，男性では 25 分間，女性では 22 分間，睡眠時間の短縮がみられる。1996

表 9 - 1　平日と週末の平均睡眠時間と平均就床・起床時刻（総務省，2016）

	睡眠時間			就床時刻			起床時刻		
	平日	土曜日	日曜日	平日	土曜日	日曜日	平日	土曜日	日曜日
総数	7:27	7:54	8:12	23:15	23:15	23:04	6:32	7:00	7:08
男	7:31	8:00	8:21	23:19	23:17	23:04	6:40	7:09	7:17
女	7:22	7:48	8:04	23:10	23:13	23:03	6:23	6:52	7:00

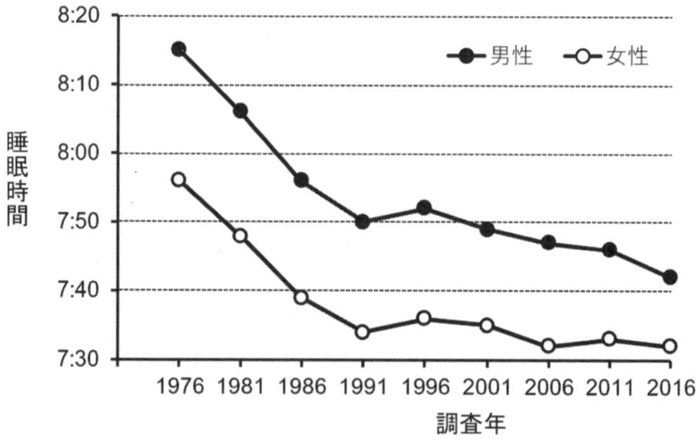

図 9 - 2　15 歳以上の日本人の睡眠時間の推移（総務省，2016）

年以降は，女性ではほとんど変わらないが，男性ではさらに睡眠時間が減少している。

このように，睡眠時間が年々減少傾向にあることは，NHKの国民生活時間調査の結果においても同様である。それによると，1960年から2015年の55年間の間に，日本人の平均睡眠時間は8時間13分から7時間15分へと，約1時間減少している。

（2） 睡眠習慣の国際比較

世界の中で日本人の睡眠時間は短いことで知られており，その傾向は種々の調査にも表れている。

図9－3は，経済協力開発機構（OECD）が2019年に発表した33ヵ国における15～65歳の平均睡眠時間の比較である。日本の睡眠時間は7時間22分と，33ヵ国の中で最も短い。2番目に短い韓国（7時間51分）より29分短く，33ヵ国の平均睡眠時間である8時間27分と比べても，1時間5分短い。

1999～2001年に24ヵ国，27大学で実施された大学生の睡眠習慣に関する調査結果においても，東アジア（日本，台湾，韓国，タイ）の学生の睡眠時間は7時間未満であり，7時間以上であった欧米や南米諸国よりも短かった。なかでも日本人学生の平均睡眠時間は6時間8分と著しく短く，2番目に短かった台湾よりも25分短かった。また，この調査では睡眠時間が短いほど，自分が不健康であると自覚する割合が高くなっており，その割合は東アジアの学生で特に高かった。日本では42%の学生が不健康であると自覚していた。

以上のように，睡眠時間が短いことは，後述するように，さまざまな心身症状の悪化や，疾病への危険性を高める原因となっている。

2. 睡眠と心身症状

（1） 睡眠休養充足度

図 9－4 は，厚生労働省が 2009 年に実施した国民健康・栄養調査の中で，性別・年齢別の睡眠時間の結果を示している。20 歳代から 40 歳代において睡眠時間の短い人が多いことがわかる。特に，男性では 30 歳代で 45.1%，女性では 40 歳代で 45.4% の人の睡眠時間が 6 時間未満であった。

健康・体力づくり事業財団が 1996 年に実施した健康づくりに関する意識調査によれば，睡眠による休養を十分にとれていない人の割合は 23.1% に達していた。2000 年に厚生省（現厚生労働省）が始めた「21 世紀における国民健康づくり運動（健康日本 21）」の中では，2010 年ま

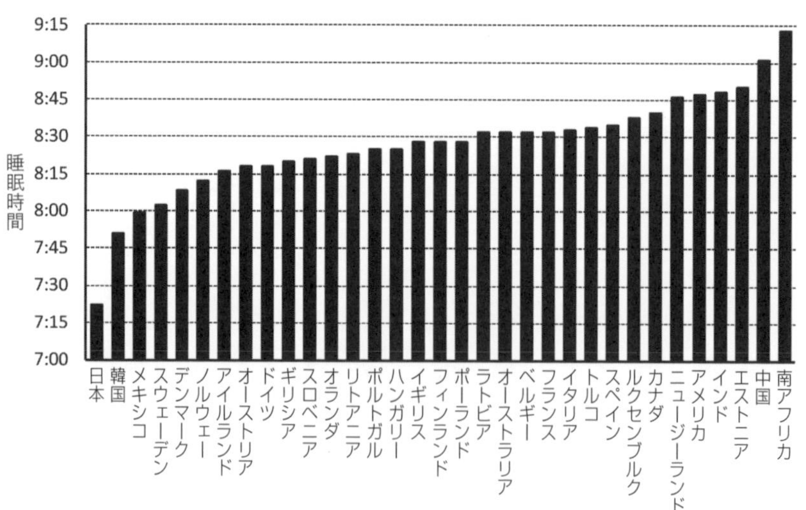

図９-３　世界 33ヵ国の平均睡眠時間（OECD, 2019）

でにこの割合を21%に下げるという目標が設定された。

図9－5は，2009年に実施された国民健康・栄養調査の中で，睡眠休養充足度の結果を示している。睡眠で休養が「全くとれていない」または「あまりとれていない」と回答した者は，男性全体で18.6%，女性全体で18.3%であった。これらの値は，健康日本21の目標とする21%をクリアしている。しかし，年齢別にみると，この目標をクリアしているのは50歳以降の中高年層であり，20～40歳代の壮年層ではクリアできていない。特に男性では30歳代で32.8%，女性では40歳代で27.4%と，図9－4に示された睡眠時間が短い年齢層で睡眠休養充足度が低かった。このように，若年層で十分な睡眠時間を確保することが大きな課題となっている。

（2） 不眠

1997年に健康・体力事業財団が20歳以上の3,030名を対象として実施した調査によれば，21.4%の人が，入眠困難，睡眠維持困難，早朝覚

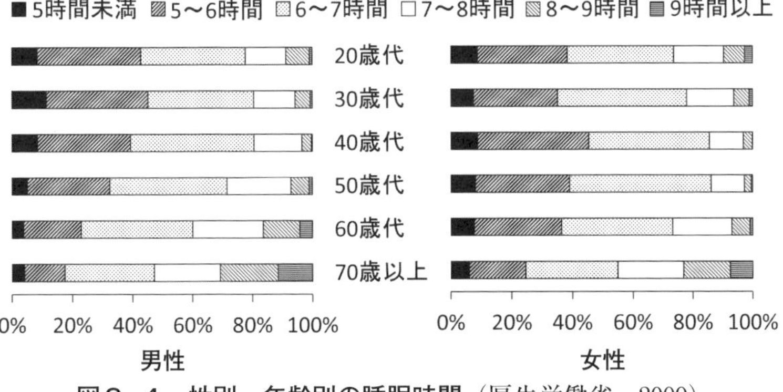

図9-4　性別・年齢別の睡眠時間（厚生労働省，2009）

醒のいずれか一つ以上の不眠症状を有していた。この割合は，男性では20.5%，女性では22.3%であった。また，入眠困難は8.3%，睡眠維持困難は15.0%，早朝覚醒は8.0%の人にみられた。

これに対し，2000年に厚生労働省が全国300地域，約32,000人を対象として実施した保健福祉動向調査では，約半数の44.8%の人に不眠症状が認められた。入眠困難は17.3%，睡眠維持困難は20.9%，早朝覚醒は23.6%の人にみられた。

これらのどちらの調査においても，年齢が上がるほど，また種々の心身症状が蓄積するほど，不眠症状の発症リスクが高まっていた。頭痛，めまい，肩こり，腰痛，胃の不調，動悸や息切れ，疲労などの身体症状や，悩み，イライラ，興味喪失，気持ちにゆとりがない，などの心理的症状も不眠症状の発症リスクを高める要因であった。また，健康感の低さ，心理的ストレス，運動習慣がないこと，無職であることも不眠症状の発症リスクを高めていた。

ただし，これらの調査では，不眠症状がどの程度続いているのかにつ

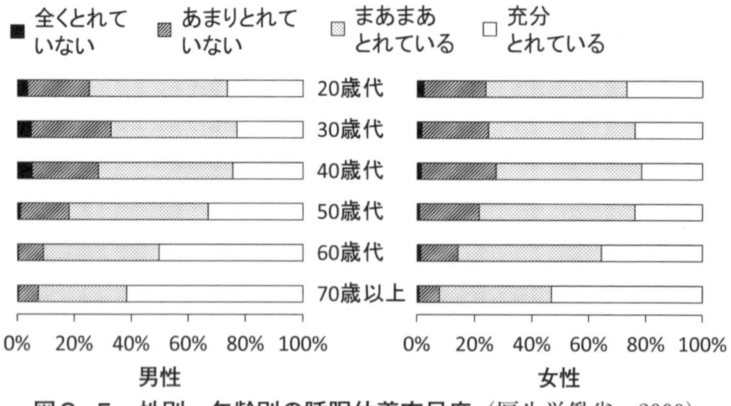

図9-5　性別・年齢別の睡眠休養充足度（厚生労働省，2009）

いては調べられていない。不眠症状が2週間以上続いている20歳以上の成人の割合を日本，韓国，台湾の3ヵ国で調査した2003年の研究によれば，日本では4.0%と最も少なく，韓国では9.9%，台湾では10.3%であった。

(3) 日中の過剰な眠気

2000年の保健福祉動向調査によると，「眠ってはいけないときに起きていられない」という日中に過剰な眠気を訴える人は成人の2.5%にみられ，その割合は，男性では2.8%，女性では2.2%であった。睡眠不足や，自分のいびきがうるさくて目が覚める，寝た気がしないなどの睡眠問題ばかりでなく，心理的ストレスを抱えていることも日中の過剰な眠気の発生リスクとなっていた。しかし，入眠困難や早朝覚醒などの不眠症状は，日中の過剰な眠気の発生とは無関係であった。

首都圏を中心とした調査では，日中に過剰な眠気がある人の割合は，これよりも高いことが報告されている。東京に勤務する20～59歳のホワイトカラー4,722人を対象とした2000年の調査では，日中に過剰な眠気があると判定された人は，男性で7.2%，女性で13.3%であった。睡眠時間が短いことばかりでなく，睡眠時間が平日と週末で差があることや，日によって睡眠時間が変わるなど，不規則な睡眠習慣を持つことが日中の過剰な眠気と関連していた。

3. 睡眠と疾病

(1) 睡眠とうつ病

長期間にわたって，特定の集団を追跡調査する研究手法をコホート研究という。多くのコホート研究から，不眠はうつ病の危険因子であることが明らかにされている。例えば，西日本の某市に在住する20歳以上の1,577人を2年間にわたり追跡調査したコホート研究によれば，睡眠の質が悪いことや入眠に時間がかかること，睡眠困難や睡眠薬の使用，日中の覚醒困難などの不眠症状を抱えた人は，そうでない人と比べて，2年後にうつ病が発症するリスクが高まっていた。

全国の約32,000人を対象とした2000年の保健福祉動向調査においても，入眠困難，睡眠維持困難，早朝覚醒などの不眠症状を一つでも抱えている人は，うつ病の発症リスクが高かった。また，同調査の分析結果によれば，睡眠時間の長さも，うつ病発症のリスク要因であり，睡眠時間が6時間よりも短くなるほど，うつ症状が悪化していた。さらに，睡眠不足を自覚している人や，日中に過剰な眠気がある人も，うつ病発症のリスクが高く，その症状も重かった。しかし，睡眠時間が長ければよいというわけではなく，逆に，睡眠時間が8時間よりも長かった場合でも，うつ病の発症リスクが高くなっていた。うつ病発生のリスクが低い人は，規則正しい生活を心がけている人であった。

青年期においては，不眠の兆候がある場合や睡眠時間が短いほど，自殺念慮や自殺企図が高いことが報告されている。また，壮年期では睡眠問題を抱えていることが自殺の危険性を高める要因の一つになっている。西日本の某県に在住する30～79歳の13,259人を14年間追跡調査し，自殺の危険因子を調べたコホート研究によれば，一人暮らしや妻と離婚または死別した男性で自殺の危険性が高まっていた。男女ともに，ストレスや不健康感のほか，睡眠維持困難が自殺の危険性を高めるリスク要因であった。

(2) 生活習慣病と死亡リスク

睡眠が不足するほど，肥満，糖尿病，高血圧，高コレステロール，高脂血症などの生活習慣病や，心筋梗塞，狭心症などの虚血性心疾患にかかりやすく，精神的健康も損なわれることが多くの研究で報告されている。その逆に，毎日の睡眠時間が長く，1日に9時間以上の睡眠をとっている人でもこれらの症状が現れやすい。このため，睡眠時間と諸症状の罹患リスクとの間には，U字型の関係が認められる。

睡眠時間と死亡リスクにおいてもU字型の関係が認められている。日本を含む8ヵ国，計1,382,999人を3年間以上にわたって追跡調査した16編のコホート研究をまとめると，睡眠時間が短くなると死亡リスクは1.12倍，長くなると1.30倍になっていた。

日本人のがんと生活習慣との関連性を調査した大規模コホート研究（JACC Study）によれば，40～79歳の104,010名を平均9.9年間にわたって追跡調査した結果，死亡リスクが最も低かったのは，睡眠時間が7時間（6.5～7.4時間）の人であった。図9-6に示しているように，睡眠時間がこれよりも短くなるほど，あるいは逆に長くなるほど，死亡リスクが高くなるというU字型の関係が見てとれる。睡眠時間が7時

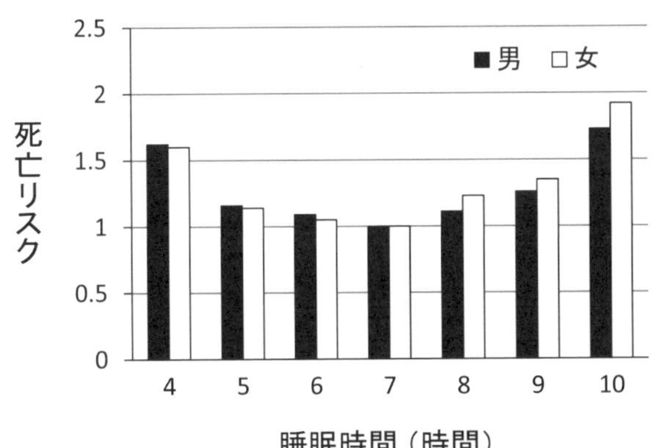

図9-6　睡眠時間と死亡リスク（Tamakoshi, 2004より作成）

間のときの死亡リスクを1とすると，睡眠時間が4.5時間未満（図中の4時間）の死亡リスクは男性で1.62倍，女性で1.60倍であり，逆に9.5時間以上（図中の10時間）になると，男性で1.73倍，女性で1.92倍となっていた。

睡眠時間が短い場合は，睡眠による回復効果が十分得られないために健康を損なうことは十分理解できるが，なぜ睡眠時間が長すぎると健康が損なわれやすいのか，その理由は明らかになっていない。むしろ，身体的・精神的健康が損なわれることによって，結果的に睡眠時間が長くなっている可能性が高いことが指摘されている。

参考文献

井上雄一，林光緒編著『眠気の科学』朝倉書店（2011）

10 睡眠と労働

宮崎 総一郎

《目標 & ポイント》 日本人の労働時間は韓国に次いで長時間である。長時間労働になれば，必然的に睡眠時間が削られる可能性が高くなる。睡眠時間が短くなると，翌日の労働に大きな影響があり，睡眠不足が長く続くと，疲労が蓄積し免疫力も低下する。さらに，交代制勤務者では，便秘や下痢などの消化器疾患，肥満，冠状動脈性心臓病や虚血性心疾患の発症の危険性が高まる。夜に働くということは，生体リズムを無視した行動である。ここでは，睡眠の観点から夜勤や交代制勤務の問題点を学ぶとともに，その対処法について学習する。

《キーワード》 生体リズム，眠気と事故，労働時間，交代制勤務，勤務スケジュール

1．身体のリズム

(1) 体温変化

ヒトは昼間に活動し，夜間には睡眠をとる昼行性動物であり，私たちの生体リズムもこれに合致している。直腸温等で測定する深部体温は，脳の温度を反映し，概日リズムのよい指標となる。深部体温は，図 10－1 に示すように，体温は夕方から最も高くなる。その後，入眠に向けて低下し，覚醒の 2 ～ 3 時間前に最低値を示すが，その後は徐々に上昇し，起床の準備を始める。その変動幅はおよそ 1℃前後である。

(2) 眠気のリズム

午後の眠気は，昼食をとったことが原因であると考える人は多い。し

かし，昼食を早めた場合でも，昼食を抜いた場合でも，午後には眠気が生じ，普通に昼食をとった場合と変わらないことが報告されている（Stahl ML, 1983）。Carskadon ら（1992）は，食事の直接的な影響だけでなく，時計や運動による影響を取り除くために，コンスタントルーティン法を用いて日中の眠気を測定した。この方法は，時計や窓のない寝室で一日中ベッド上で過ごしてもらい，2時間ごとに少量の食事を分割して与える方法である。食事をとっても満腹感はないが，空腹感もない。特定の時刻に食事をとらない場合でも，午後はほかの時刻よりも寝つきが早く，眠気が強いことが認められた。このようなことから，昼食は午後の眠気を引き起こす要因のひとつとはいえるが，昼食だけが午後の眠気の要因であるとはいえないのである。

眠気が生体リズムによって変化するかどうかを調べるために，Lavie（1985）は，実験参加者を7分間寝かせた後，13分間起こしておくとい

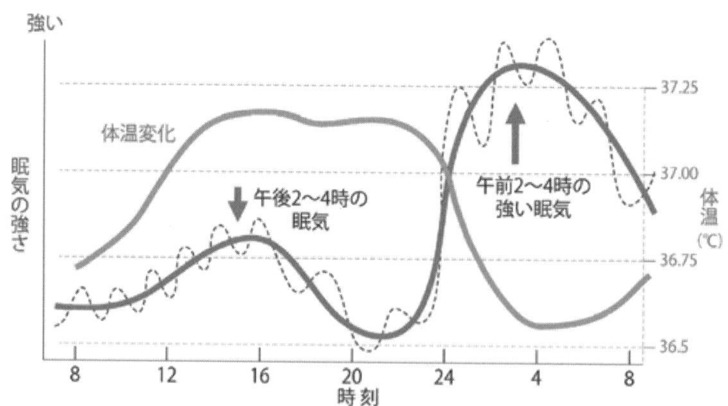

図 10-1　眠気と体温（直腸温）のリズム（Lavie P *et al*., 1985 および Dijk & Edgar, 1999 より改変）

う20分間のコンスタントルーティン法で24時間にわたって眠気を連続測定した。もし眠気が強い状態であれば，7分間のうちのほとんどは眠り，逆に眠気が弱い状態であれば，睡眠はほとんど出現しないはずである。この7分間の睡眠期間中に発生する睡眠の割合は睡眠傾向といわれ，睡眠傾向に一定の時間変動があることがわかる（図10－1）。

睡眠傾向の特徴は，①夜間の主睡眠期が最も高く，第1ピークをなすこと，②午後の「昼食後の眠気」に相当する時刻に第2ピークをなすこと，③日中にはこれらのピークに加えて1.5時間ないし2時間周期のウルトラディアンリズムが存在することである。Lavieは，このように睡眠傾向が高まって，睡眠に入りやすい状態を睡眠ゲートと呼んでいる。睡眠ゲートが開くことによってスムーズな入眠が得られるが，起き続けていなければならない場合には眠気が周期的に高まることになる。

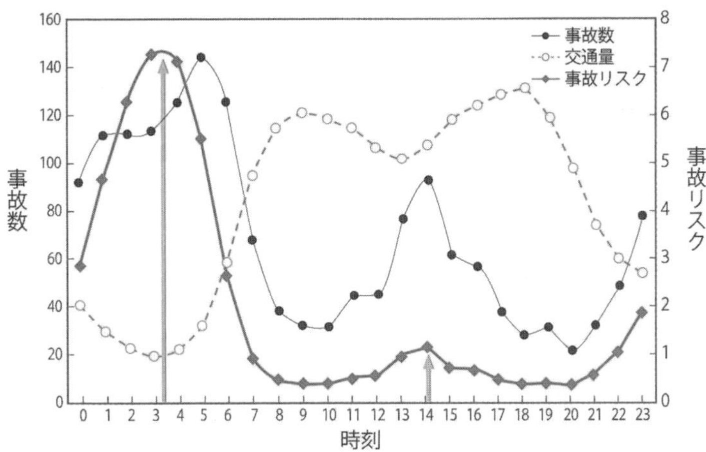

図10-2　1993年から1997年の5年間の間に発生したイタリアの高速道路でおきた居眠り運転事故の発生時刻（Garbarino *et al*., 2001より改変）

またLavieは，④夜間の主睡眠期が始まる前は睡眠がほとんど出現しないことを見出し，これを睡眠禁止時刻と呼んでいる。睡眠禁止時刻は入眠の2～3時間前に出現するが，この時刻は，一日のうちで体温が最も高くなる時間帯である。夜勤労働者が，夕方に仮眠をとろうとしてもほとんど眠れなかったりするのは，これが睡眠禁止時刻に相当するからである。

(3) 眠気と事故

図10－2は，イタリアの高速道路での居眠り運転事故調査結果である。事故の件数と，交通量から見た事故のリスクは，夜中の3時頃にピークとなっている。また，午後の2時頃にも事故発生リスクが増加している。スウェーデンのガス作業従事者における，作業ミスの発生時刻を調査した結果（図10－3）でも，午前2時台に多いことが報告されている。いずれも1日の眠気のリズムによく対応していることがわかる。特に，午前2時から4時頃は眠気が最も強く，体温が低くなっているので，最も

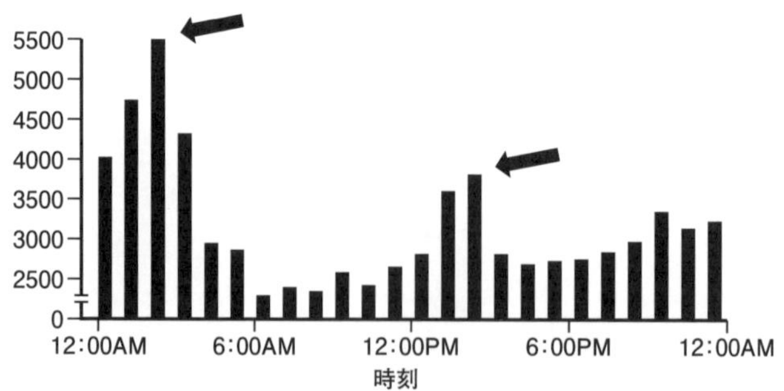

図10-3　スウェーデン，ガス作業従事者の作業ミスの日内分布（Bjerner *et al.*, 1955より改変）

事故を起こしやすい危険な時間帯といえる。

2. 交代制勤務者の睡眠

(1) 長時間労働と睡眠

日本人の年間実労働時間の平均は米国とほぼ同じ約1,800時間で，EU諸国に比べて約200時間長く，韓国に次いで長時間労働である。1日の生活時間を労働，睡眠，家事・自由時間に分けると，おおよそ8時間に3分割される。労働時間は自己管理できない時間帯であり，また家事・自由時間には食事・入浴時間や家事，通勤・通学時間などが含まれ

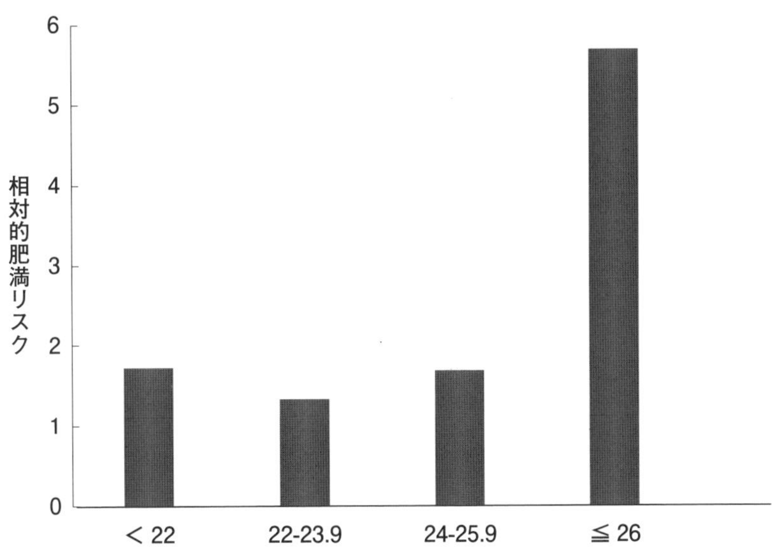

※それぞれのBMIにおける日勤労働者の割合を1としたときの交代制勤務者の割合を表す。

図10-4　交代制勤務者のBMIと相対的肥満リスク（Fujino *et al*., 2006より改変）

ており，ほぼ固定化される場合が多い。したがって，長時間労働になれば，必然的に睡眠時間が削られる可能性が高くなる。睡眠時間が短くなると，翌日の労働に大きな影響があり，睡眠不足が長く続くと，疲労が蓄積し，免疫力も低下する。

(2) 交代制勤務と健康

肥満は，生活習慣病やメタボリック症候群の主要因子である。肥満のリスクについては，交代制勤務者の方が日勤労働者よりもBMI（肥満度指数：22が標準，25以上が肥満）において26以上になる危険率が極めて高い（図10－4）と報告（Fujino *et al.*, 2006）している。

また，交代制勤務者に便秘や下痢，腸内ガスの過剰，腹部の痛み，胸

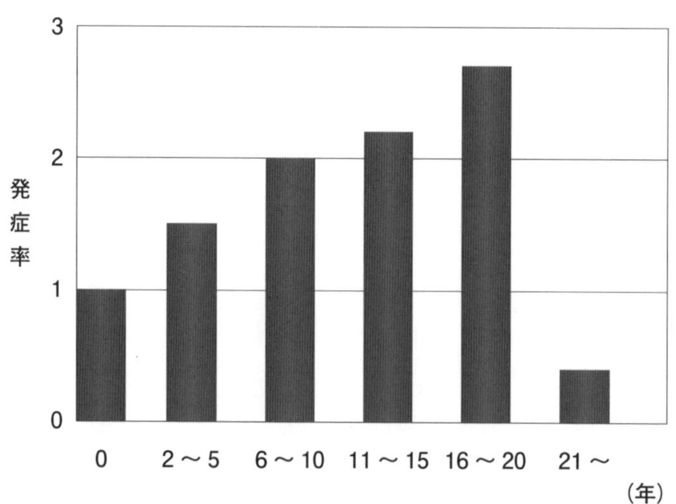

図10-5　交代制勤務歴と虚血性心臓病の発症リスク
（Knutsson *et al.*, 1986より改変）

焼けなどの消化器疾患の罹患率が高いという報告が多い。消化器疾患の発生要因としては，ヒトは深夜に食べ物を消化することが難しいという生理機構があげられる。その他，妨げられた睡眠，食習慣の乱れ，過食，コーヒーの飲み過ぎ，喫煙，そして精神的なストレスなどが考えられる。

さらに，虚血性心臓病の発現の危険性は，交代制勤務者の 30% から 50% にのぼるとの見解もある。Knutsson ら（1986）がスウェーデンの製紙工場で行なった調査からは，虚血性心臓病の危険性は交代制勤務に携わった年月により増加していることがわかる（図 10－5）。交代制勤務経験が 6 年から 10 年の労働者では，その危険率は 2 倍に増大し，16 年から 20 年の経験を持つ従業員では約 3 倍に増大していた。また，米国の女性看護師を対象とした調査では，交代制勤務歴のない看護師と比べて交代制勤務経験のある看護師は，冠状動脈性心臓病に罹る危険性が 1.38 倍高いとの報告（Kawachi *et al.*, 1995）もある。

夜間に働く看護師，航空客室乗務員，電話オペレーターを対象にした調査によると，30 ～ 54 歳の女性では乳がん発症者が増加するという報告（Hansen, 2001）がある。これは，夜間勤務中の光がメラトニン分泌を抑制し，がん発症のリスクを高めるためと推測されている。

こころの健康問題として，交代制勤務者では，神経過敏や慢性疲労，不安，そわそわして気持ちが落ち着かない，いらいら感などの精神的な症状を訴えるケースが多い。米国の Scott ら（1997）は，交代制勤務歴が長くなると，うつ病が多くみられると報告している。

（3） 夜勤者の睡眠とその改善法

心身の疲労を回復させ，健康を保持するためには，適切な睡眠時間と良質な睡眠が必要である。しかし，実際には交代制勤務者では日勤者に比べ，眠ろうとしても眠れない，起きている時にも眠くて仕方がないといった睡眠に関する問題が多くなる（高橋，2008）。

交代制勤務は二つの要因で睡眠に影響を及ぼすことになる。第一は，昼間にまとまった睡眠をとることが難しいという生理的な要因である。夜勤を終えて眠ろうとしても，ヒトに備わっている生体リズムは，日中，体温を上げることで，覚醒を促進し，活動に適した状態にもっていこうとするので，容易に眠ることはできない。第二に，昼間の睡眠は，外部騒音や太陽光あるいは家庭の事情によって，しばしば妨げられる場合が多いという外部環境要因が考えられる。図 10－6 に，交代制勤務者の夜

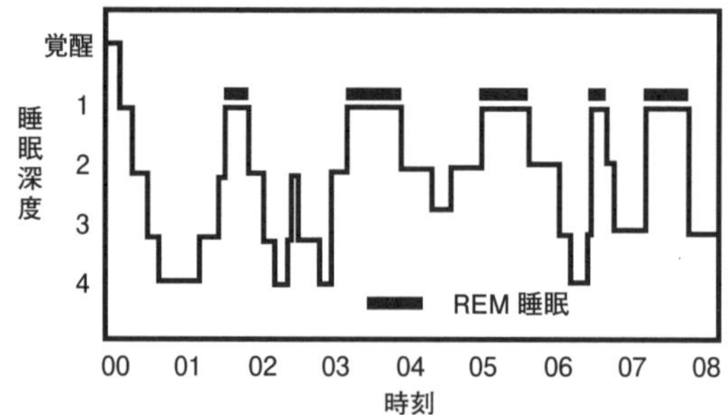

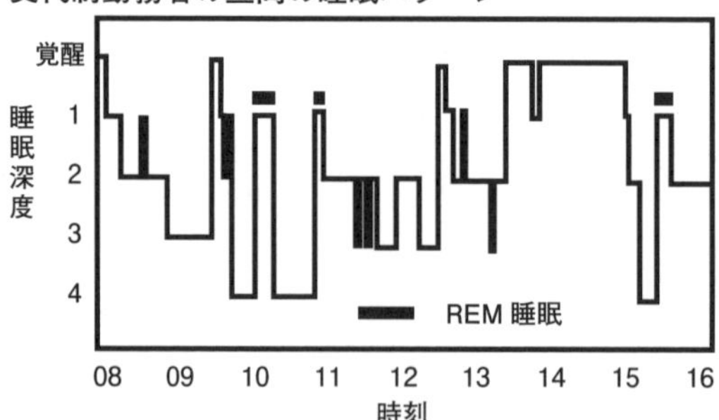

図 10-6　交代制勤務者の夜間と昼間の睡眠パターンの違い（宮崎ら，2011）

間と昼間の睡眠パターンを示しているが，夜勤後の昼間睡眠では中途覚醒が多く，深い段階のノンレム睡眠やレム睡眠が少なくなっており，睡眠の質がよくないことがわかる。その結果として，交代制勤務者は夜勤後に 5 ～ 6 時間しか睡眠をとれないことが多い。

ドイツの放送局，24 時間体制の空港荷扱いに従事する労働者 2,332 名の睡眠開始時刻とその継続時間を調査したデータ（図 10－7）をみると，朝 8 時までに眠ると 6 時間以上は睡眠をとれるが，午後 2 時頃に眠った場合は 2 時間程度しかとれていないことがみられる。

交代制勤務者の夜勤明けの睡眠の質を高めていくためには，表 10－1 に示すような項目を参考にして，良質な睡眠をとる工夫が必要である。このためには，本人のみならず，家族（妻や子ども）の協力が不可欠である。

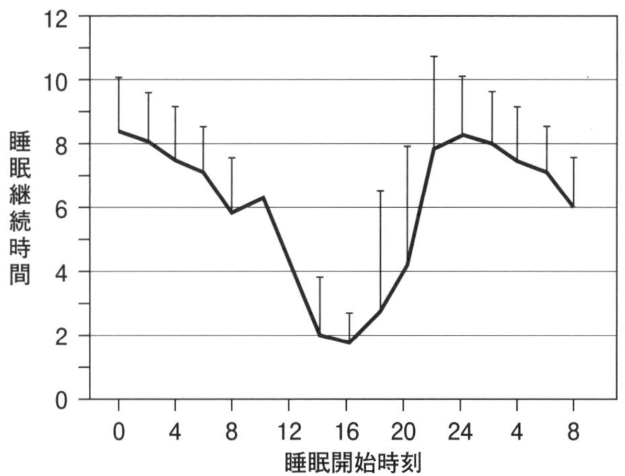

図 10- 7　交代制勤務者の睡眠時刻と睡眠継続時間の関係
(Knauth *et al*., 1981)：ドイツの放送局，空港荷扱 2,332 例

3. 身体にやさしい勤務スケジュール

光に照らされた人工環境の中で，人々は昼夜リズムに拘束されることなく，生活できるとともに，交代制勤務で生産効率を高めている。しかし，夜に働くということは，生体リズムを無視した行動である。例えば，深夜12時から働くということは，時差の16時間あるシカゴで働くことと同じ状態である。体温が下がり，身体は眠る準備を始めているのに逆らって働くことは，短時間で長距離を移動するときに起こる時差ぼけと同じ状態で，これは産業上の時差ぼけ（industrial jet lag あるいは

表10-1　交代制勤務者のための生活習慣（宮崎ら，2011）

〈夜勤の過ごし方〉

1. 仕事に出かける前に1～2時間の仮眠を
   ただし，10時～正午，20時～22時は最も眠りにくい時間帯なので避けた方がよい
2. 午前1時～3時くらいに約20分の仮眠をとる
3. 仮眠後は明るい場所でコーヒーなどカフェイン類を摂取する
4. 体操で目覚めを確実にする
5. ラーメンや揚げ物など高カロリーの食品は食べない

〈夜勤明けの睡眠のとり方〉

6. 帰宅時はサングラスなどをかけ，日光を避ける
   日光は生体時計スイッチオンにつながり，覚醒を助ける
7. 寝る前の飲酒やカフェイン摂取は避ける
8. 寝室は完全に暗くし，光を遮断する
   アイマスク，二重カーテン，遮光カーテンなど
9. 騒音を減らす
   耳栓など
10. 家族らに眠りの邪魔をしないよう協力してもらう

social jet lag）と称される。

ここで，ある3交代勤務制職場での勤務スケジュール改善例を紹介する（図10－8）。

この工場での交代制勤務は，日本の製造業で一般的な4班3直の8時間勤務を採用して，日勤2日–夕勤2日–夜勤2日–明休みを含む2日間の休日を繰り返している（図10－8のA）。これは，生体リズムの面から考えると，日本の昼間に2日間働いて，翌日はパリの日中に働き，2日後にシカゴで働き，そして6日後に日本へ戻って休日を迎えるという状態とほぼ同じである。

疲労回復のためにあるいは家族と過ごす時間の確保のために，夜勤後の休日を月1回の割合で3連休にしてほしいという従業員の強い希望もあり，5日間の日勤–休日－5日間の夕勤–休日－5日間の夜勤－3連休というゆるやかなローテーションのシフト勤務体制に変更した（図10－8のB）。同時に，生活習慣改善教育として，夜勤前には自宅で仮眠をとって出勤すること，休日の午前中はできるだけ屋外で太陽光を浴びて，

A　変更前：朝勤務2日、昼勤務2日、夜勤務2日、休み2日でローテーション

	月	火	水	木	金	土	日	月	火	水	木	金	土	日	月	火	水	木	金	土	日	月	火	水	木	金	土	日	月	火	水	木	金	土	日	勤務時間	疲労度
Shift1	M	M	A	A	N	N	-	-	M	M	A	A	N	N	-	-	M	M	A	A	N	N	-	-	M	M	A	A	N	N	-	-	M	M	A	215.0	46.54
Shift2	A	A	N	N	-	-	M	M	A	A	N	N	-	-	M	M	A	A	N	N	-	-	M	M	A	A	N	N	-	-	M	M	A	A	N	216.5	48.16
Shift3	N	N	-	-	M	M	A	A	N	N	-	-	M	M	A	A	N	N	-	-	M	M	A	A	N	N	-	-	M	M	A	A	N	N	-	209.0	49.51
Shift4	-	-	M	M	A	A	N	N	-	-	M	M	A	A	N	N	-	-	M	M	A	A	N	N	-	-	M	M	A	A	N	N	-	-	M	199.5	42.70

B　変更後：朝勤務5日、休み1日、昼勤務5日、休み1日、夜勤務5日、休み3日でローテーション

	月	火	水	木	金	土	日	月	火	水	木	金	土	日	月	火	水	木	金	土	日	月	火	水	木	金	土	日	月	火	水	木	金	土	日	勤務時間	疲労度
Shift1	-	-	M	M	M	M	M	-	A	A	A	A	A	-	N	N	N	N	N	-	-	-	M	M	M	M	M	-	A	A	A	A	A	-	N	208.0	27.16
Shift2	A	A	A	-	N	N	N	N	N	-	-	-	M	M	M	M	M	-	A	A	A	A	A	-	N	N	N	N	N	-	-	-	M	M	M	208.0	30.23
Shift3	N	N	N	N	-	-	-	M	M	M	M	M	-	A	A	A	A	A	-	N	N	N	N	N	-	-	-	M	M	M	M	M	-	A	A	208.0	29.68
Shift4	M	M	-	A	A	A	A	A	-	N	N	N	N	N	-	-	-	M	M	M	M	M	-	A	A	A	A	A	-	N	N	N	N	N	-	216.0	31.12

図10-8　勤務スケジュール改善例（宮崎ら，2011）

早く昼間の体に戻すことなど，休日明けの日勤に順応するような生体リズム調整指導を行なった。勤務スケジュール変更後は，安定して平均睡眠時間が7時間前後とれるようになり，特に日勤時の睡眠時間の改善が顕著であった。

疲労指数を勤務時間，睡眠時間，休日数および覚醒度（Alertness）レベルから算出すると（Borbely, 1982），通常の日勤者は10前後，シフト勤務者は20～40が一般的である。この企業は残業が多く，スケジュール変更前の実際の疲労指数は51を超える状態であったが，変更後は徐々に低下し，3ヵ月後には46.5にまで下がった。新しいスケジュールに慣れるまでは6ヵ月ほどを要するが，残業時間を削減すれば疲労指数をさらに下げることが可能であると考えられる。

参考文献

宮崎総一郎ら，編著『睡眠学Ⅱ』北大路書房（2011）
宮崎総一郎ら，編著『睡眠学入門ハンドブック』日本睡眠教育機構（2011）
宮崎総一郎，森口　功『どうしてもがんばらなければならない人の徹夜完全マニュアル』中経出版（2012）

11 睡眠障害

宮崎 総一郎

《目標 & ポイント》 不眠症をはじめとする睡眠障害の発生頻度は極めて高く，わが国の疫学調査において，睡眠に関する何らかの問題を持っている人は，一般人口の約 20% に達していると報告されている。私たちの健康を考える場合，不眠などの睡眠障害は生活習慣病とならんで出現頻度も高く，重要な病気のひとつである。睡眠障害には，原因が異なる多くの病気が含まれ，その好発年齢，症状も多彩である。本章では，代表的な睡眠障害の病態や治療法について概説する。

《キーワード》 睡眠障害，不眠障害，睡眠不足症候群，むずむず脚症候群，レム睡眠行動障害，睡眠時無呼吸症候群

1. 睡眠障害の分類と弊害

睡眠障害には多様な病態が含まれており，睡眠障害国際分類の第 3 版（2014 年）では，①不眠障害，②睡眠関連呼吸障害（閉塞性睡眠時無呼吸障害など），③中枢性過眠症群（ナルコレプシー，睡眠不足症候群など），④概日リズム睡眠・覚醒障害群（睡眠相後退型，交代制勤務型など），⑤睡眠時随伴症群（睡眠時遊行症，レム睡眠行動障害など），⑥睡眠関連運動障害群（むずむず脚症候群，周期性四肢運動障害など），⑦その他の睡眠障害の 7 群に分類され，記載されている睡眠障害としては約 80 種に達している（図 11 - 1）。

睡眠障害には多様な病態が含まれるが，いずれの睡眠障害も睡眠時間の減少や睡眠の質を低下させ，日中の過度の眠気の原因となる。この眠

気は，注意力や判断力の低下を招き，交通事故や産業事故の発生率を増大させる。1991年に行われたGallup調査において，不眠患者では健常者の2倍の頻度で交通事故が認められ，しかも事故内容は悲惨な死亡事故が多かったと報告されている（Ancoli-Israel *et al.*, 1997）。また，睡眠障害あるいは睡眠不足により生じた社会的な大事故も多く知られている。

1986年1月早朝に生じたスペースシャトル「チャレンジャー号」の爆発事故（図11－2）は，直接的な原因はロケットブースターの部品であるOリングの低温暴露による強度低下にあったとされている。しかし原因はそれだけではなく，NASAの発射管制責任者の睡眠不足が関与していたことが明らかにされている。打ち上げ当日のフロリダは凍るように寒く，Oリング開発責任者は「チャレンジャー号」に付着してい

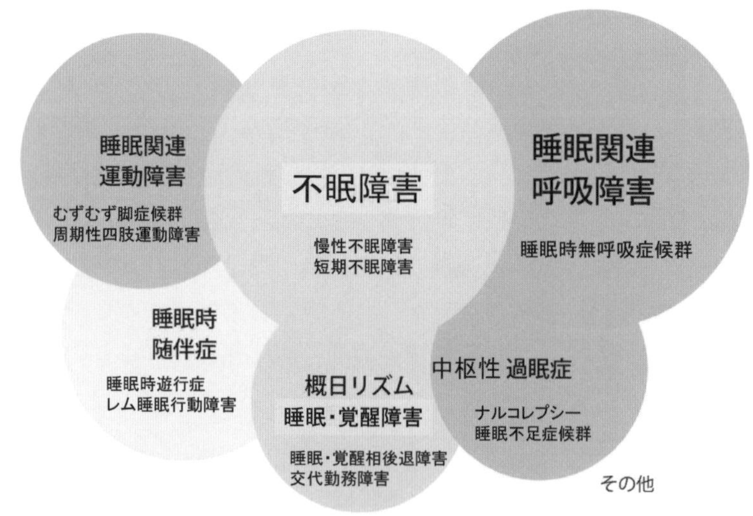

図11-1　睡眠障害の国際分類（第3版，2014）

る氷と低温に暴露されている O リングの強度低下を恐れ，打ち上げ延期を必死に要請していた。しかし再三の打ち上げ延期で発射準備に追われ，前の晩 2 時間足らず眠ったのみで早朝から任務に就いていた責任者は，要請を無視して発射を強行した。睡眠不足による判断力の低下が大事故を生じさせてしまったのである。

巨大タンカー座礁事故

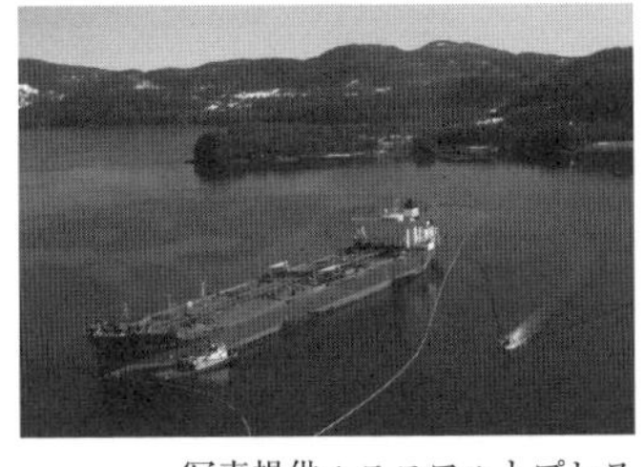

写真提供：ユニフォトプレス

スリーマイル島原発事故

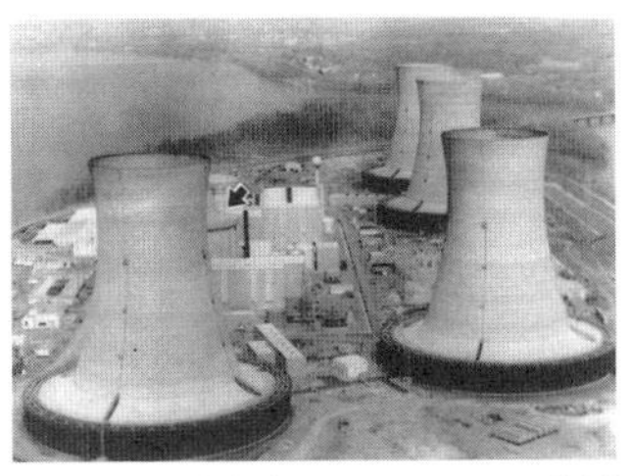

写真提供：UPI・サン＝共同

チャレンジャー号爆発事故

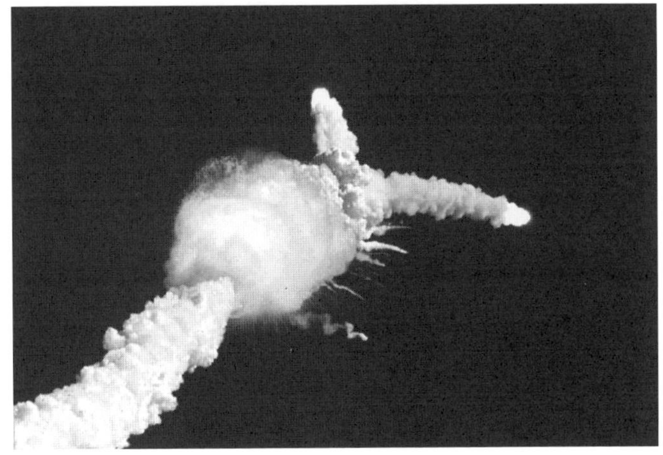

写真提供：ユニフォトプレス

図 11-2　睡眠不足が引き起こした大事故

また1989年3月深夜には，巨大タンカー「エクソン・バルディーズ号」がアラスカのプリンスウィリアム湾で座礁し，船から1100万ガロンの原油が流出して何千マイルもの海岸線を汚染するという大事故（図11－2）があった。この環境災害の背景にも睡眠不足が関与していた。事故を起こした三等航海士は事故を起こす前の48時間にたった6時間しか眠っていなかったのである。当初は飲酒が原因ではないかと報じられていたが，真の原因は睡眠不足による居眠りであったと考えられている。これ以外にも，スリーマイル島やチェルノブイリ原発事故も睡眠障害に関係していると指摘されている（図11－2）。

最近では不眠障害あるいは睡眠不足と生活習慣病との密接な関連も注目されている（図11－3）。糖尿病患者では，健常者に比較して約2倍以上の頻度で不眠症状を認め（植松，2004）入眠障害，中途覚醒，早朝覚

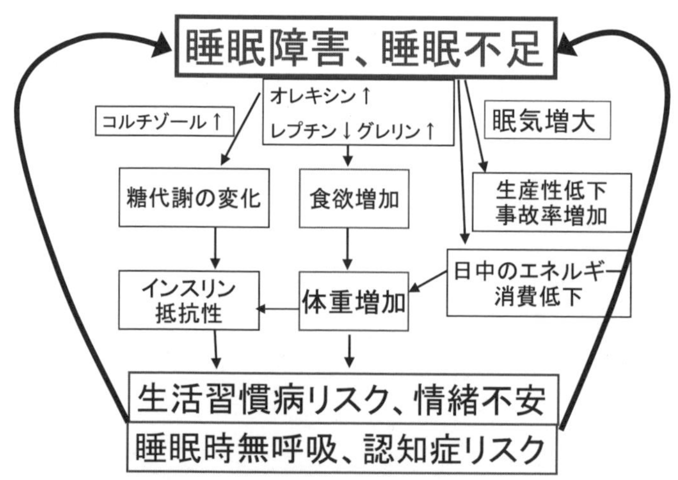

図11-3　睡眠障害，睡眠不足の影響（内山真，医学のあゆみ，2007，著者追加改変）

醒などの出現頻度が極めて高いことが示されている。また，健常者において睡眠時間を 4 時間にすると，朝食後の血糖値が上昇するものの，この血糖上昇に対するインスリンの分泌量上昇が認められない（Spiegel, 1999）ことが示されている。糖尿病においては，多飲による多尿，糖尿病性末梢神経障害による痛みやしびれなどにより不眠が高頻度に出現し，その不眠が糖尿病自体をさらに悪化させるという悪循環に陥っていると推測される。不眠障害に対する積極的な治療を行うことが糖尿病自体の治療効果を高めることになる。事実，入眠障害のある糖尿病患者に睡眠薬（zolpidem）を投与した研究（小路, 2005）では，6 ヵ月後の糖尿病の指標（HbA1c 値）が低下（血糖のコントロールが良好になったことを意味する）していた。このことから，糖尿病患者では不眠が糖代謝状態を悪化させており，不眠障害の治療により代謝状態も改善されることがわかる。

同様なことは，高血圧症にも当てはまる。一般に夜間睡眠中は交感神経機能が低下し，血圧も日中に比較して 10% 程度低下することが知られている。一方，不眠障害は交感神経機能の亢進を生じ，血圧を上昇させることが知られている。高血圧患者の約 30% に不眠障害が認められることが知られているが，こうした場合には不眠障害の治療が血圧コントロールにも有利に働くことになる。

2. 不眠障害

(1) 不眠障害とは

『70 代，女性。夫の死後に相続問題で悩み，寝つきが悪くなった。その後問題は解決したが，眠れる自信がなくなり，近医を受診した。軽い睡眠薬を処方され，眠れるようになった。しかし，睡眠薬が癖になるのではないかと思い，睡眠薬を中止すると眠れない。そのうち，毎日の睡眠薬服用に関する葛藤が強くなり，睡眠外来を受診した。』

過度の不安は，眠るために過剰な努力を促し，さらに不眠恐怖が増強され過覚醒となって，眠れなくなるといった悪循環が形成される。また，不眠症例では夜間に下がるべきコルチゾール分泌が亢進し，これが過覚醒を生じるとも推測されている。

不眠障害は，入眠困難（寝つきが悪い），中途覚醒（いったん寝ついた後に覚醒），早朝覚醒（通常よりも１～２時間以上早く覚醒）といった症状を認め，そのことにより日中の倦怠感，意欲低下などの日中の機能障害（表 11－1）が最低一つ認められる場合に診断される。不眠症状のみで生活機能障害（QOL 低下）がない場合には，不眠障害には該当

表 11‑1　不眠障害の診断基準

・入眠困難（寝つきが悪い）
・中途覚醒（いったん寝ついた後に覚醒）
・早朝覚醒（通常よりも１～２時間以上早く覚醒）

といった症状を認め，以下の日中の機能障害が最低一つ認められる場合に診断。

日中の機能障害

1. 疲労または倦怠感
2. 注意力，集中力，記憶力の低下
3. 社会生活上，家庭生活上，勤務上での支障，学業成績低下
4. 気分がすぐれない，イライラ
5. 日中の眠気
6. 多動，衝動性，攻撃性などの問題行動
7. やる気，気力，自発性の低下
8. ミスや事故を起こし易い
9. 睡眠に関する心配，不満

しない。例えば，高齢者で中途覚醒はあるが日常生活には支障がなく，本人も苦痛を感じていない場合は不眠障害とはしない。

・入眠困難

床についてから眠りに入るまでに 30 分以上かかり，本人がそれを苦痛と感じている場合に入眠困難と判断される。しかし，個人差や年齢差が大きいので，要した時間だけで入眠困難とはすべきでない。

・中途覚醒

入眠から，起床までの間に覚醒してしまう状態を指す。加齢により中途覚醒数は増加するが，覚醒後の再入眠が困難であり，回数が著しく多く，日中に眠気が出現する場合に中途覚醒（睡眠維持困難）と判断される。

・早朝覚醒

本人の望む起床時刻，または普段の覚醒時刻より 1 ～ 2 時間以上早く覚醒し，それ以上眠れなくなる状態を指す。うつ病に特徴的であるとされている。

・日中の機能障害（表 11 – 1）

罹病期間と頻度により，入眠困難，中途覚醒，早朝覚醒の不眠症状に加えて日中の機能障害が，週に 3 回以上で 3 ヵ月以上持続するものを「慢性不眠障害」，持続期間が 3 ヵ月未満のものを「短期不眠障害」としている。

（2） 不眠障害の病態

仕事上のストレス，家族内のトラブル，失恋などの何らかの心理的・環境的要因により不眠が出現することは特に珍しいことではなく，通常生じた不眠は一過性のものであり，問題となることはない。しかし，個人を取り巻く環境要因や，神経質で完全主義的傾向が強いといった性格要因によって生じた不眠を，ことさら重大な現象として認知し，これを避けようと過剰に努めるために，自己の睡眠状態に過度にとらわれてしまう場合がある。つまり，学習された内的連想（主に不眠に対する過度の恐怖や不安）や，外的な条件づけ（しばしば不眠を体験する寝室，あるいは不眠を体験した際の状況や行動）により，不眠を誘発していた要因が取り除かれた後にも不眠が慢性化，固定化して持続する場合には，不眠障害と診断される。このような不眠障害では，不眠を過度に恐れ，何とか眠ろうと焦るという内的要因により不眠が出現していることから，睡眠を意識しない状況（テレビの視聴時や読書中）では容易に入眠が可能な場合も多い。

また，不眠をきたす病気として，以下のようなものがあるので，注意しておく必要がある。

・うつ病による不眠障害

慢性不眠を訴える患者の約20%がうつ病患者である。不眠に加え，食欲低下，意欲・興味の減退がある。

・睡眠時無呼吸症候群

睡眠中の気道閉塞により，睡眠が中断，微小覚醒が繰り返されるために，不眠並びに日中の過剰な眠気を呈する。

・むずむず脚症候群

就寝時に増悪する異常感覚のために，強い入眠困難が生じる。

・周期性四肢運動障害

睡眠中の周期的な四肢異常運動が睡眠を障害して，不眠や日中の眠気の原因となる。「脚がぴくぴくして寝つけない」と訴えられる。

(3) 不眠障害の治療

不眠障害の治療に際しては，ただ単に睡眠薬を処方するだけでなく，薬物療法と平行して，睡眠健康指導や認知行動療法を行うことが推奨されている。睡眠健康指導（不眠を解消し，質の良い睡眠を得るために日常生活を整えること）の要点は，①睡眠時間帯の規則化，②就寝前のリラクゼーション，③過剰に眠ろうと努めすぎないこと，④睡眠環境の調整，に分類して考える。不眠を訴える患者の多くは，就床・起床時刻が不規則で，過剰な飲酒をしている場合も多いが，こうした場合には可能な限り生活を規則正しくし，眠るための飲酒は禁止するなどの指導が必要である。また，不眠を恐れるあまり必要以上に長時間床で過ごしている場合（高齢者に多い）には，日中の活動性を高め，患者の睡眠時間を 5 時間を下限として減少させ，臥床時間と身体の要求する睡眠時間との差を少なくすることにより，不眠症状を改善させる（睡眠制限療法）指導が必要である（図 11－4）。こうした非薬物療法によっても不眠症状が改善しない場合に，薬物療法が開始される。

現在わが国で使用されている睡眠薬は，大きくベンゾジアゼピン系，非ベンゾジアゼピン系，メラトニン受容体作動薬（ラメルテオン），オ

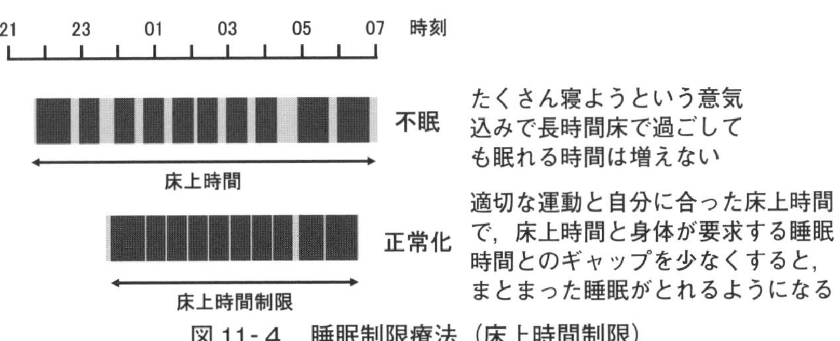

図 11-4　睡眠制限療法（床上時間制限）

レキシン受容体拮抗薬（スボレキサント）に分類される。前2者はいずれもγ-アミノ酪酸（GABA）系を介してその薬理作用を発現する。GABAは脳内で神経間の情報を伝えている物質（神経伝達物質）で，GABAが働くことで神経細胞の興奮が抑制される。ベンゾジアゼピン系，非ベンゾジアゼピン系いずれもGABAの働きを強めることで睡眠が誘発されるのである。

メラトニンは20時頃から分泌され，深夜1～2時頃をピークに，明け方になると光をあびて消えていくホルモンである。メラトニン受容体作動薬は，体内時計調整や催眠作用を有するメラトニンの受容体を介して催眠効果を発揮する。オレキシン受容体拮抗薬は，覚醒状態のときに働いているオレキシンという物質の働きをブロックし，睡眠状態へスイッチを切り替えていく薬剤である。どちらも生理的に作用するため，依存性が極めて少ないといわれている。

不眠症患者の多くは睡眠薬を危険な薬物とあやまって認知していることが一般的である（表11-2）。しかし，睡眠障害に対して頻用されている睡眠薬（ベンゾジアゼピン系，非ベンゾジアゼピン系）は，安全性に

表11-2　一般人の睡眠薬に対する誤った考え

1）安定剤は安全だが，睡眠薬は怖い薬である
2）睡眠薬を飲んだら，強い眠けが出現する
3）一度飲みだしたら，一生やめられない（依存性）
4）薬の量がどんどん増えていく（耐性）
5）もの忘れがひどくなる，ぼける（痴呆）
6）大量に飲むと死んでしまう（自殺）
7）睡眠薬よりアルコールの方が安全である（寝酒のすすめ）

優れ，依存形成などの危険も少ない薬物であり，必要以上に恐れることはない。ただし，安全とはいっても持ち越し効果（特に長時間作用型睡眠薬），筋弛緩作用（特に老人において），奇異反応（多量使用時に本来の薬理作用とは逆の興奮や脱抑制），健忘作用（特にアルコールとの併用時）などの副作用を持つこともあるので，留意しておく必要がある。

3．睡眠不足症候群

『22 歳の女性 Y さんは，事務の仕事をしていますが，毎朝起きることができません。7 時には無理に起きるのですが，体は眠ったままでまったく動きません。日中でも，蒲団に入ったらすぐに寝てしまいそうです。仕事に差し支えるほど眠いので，ある病院の睡眠外来で相談しました。先生からは，寝た時間，起きた時間，眠気の程度を紙に書いてくるように言われました。1 ヵ月後，睡眠記録をみた先生は「あなたは睡眠不足症候群です。休みの日に，普段より 2 時間以上も長く寝ているでしょう。これは本当の病気ではなく睡眠時間が足りてないだけです。十分な睡眠時間をとるとなおります」と説明されました。しかし，Y さんは，夜にはテレビも見たいし，家事もあるので早くベッドに入ることができないでいました。

ある日，交通事故に遭いました。ショックで，会社を休み 4 日間ずっと家で寝ていました。5 日目に仕事に行きましたが，不思議なことにちっとも眠くなりません。そのことを先生に話すと「言ったとおりでしょう！あなたは慢性の睡眠不足だったので，たっぷり眠ったことで，睡眠負債がなくなり眠気がなくなったのですよ」と言われました。』

睡眠時間が慢性的に不足していることにより，3 ヵ月以上持続する深刻な眠気が認められる病態である。仕事上の多忙あるいは受験勉強などで十分な睡眠時間が確保できない場合や通勤時間が長いことも，この睡眠不足症候群の原因となる。また，多くはないが，10 時間以上の睡眠を必要とする長時間睡眠者が一般的な 7 ～ 8 時間の睡眠をとっている場合にも生じる。患者の多くは自身の睡眠時間が不足しているという認識を持っておらず，日中の眠気はナルコレプシーや睡眠時無呼吸症候群によるのではないかと疑い，医療機関を受診することが多い。このように，本症の発症には本質的には病的な意味はないものの，我が国などの睡眠時間が短いことが一般化している社会では高頻度で認められ，他の睡眠障害とも合併して日中の精神運動機能に悪影響を及ぼすことから，注意すべき病態といえる。どこでもすぐ眠れるというのは，実は睡眠不足の裏返しである。

『事故のあとでも Y さんは,「仕事して帰ってきてすぐに寝るなんて，人生損していると思いませんか」と話していた。』現代社会では，とも

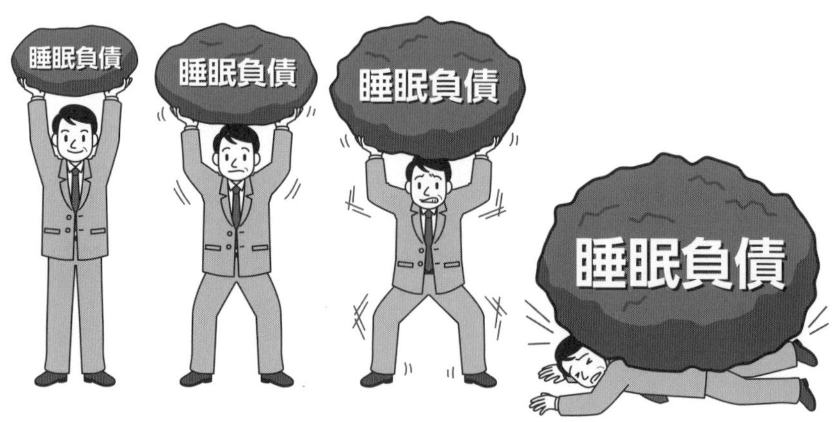

図 11-5　睡眠負債の影響

すれば睡眠が軽視されがちである。すこしくらいの睡眠不足はすぐには健康に影響しないが，長期間にわたり睡眠不足でいると，健康障害（事故や生活習慣病，精神疾患ほか）という大きなつけ（睡眠負債，図 11－5）を支払うことになる。

治療としては，睡眠の機能や役割について十分説明したうえで，睡眠記録により，現状の睡眠状況を認識してもらう。睡眠健康指導を中心にして，徐々に生活リズムを整え，その人に必要な睡眠時間を確保することで改善が得られる。

4. ナルコレプシー

『34 歳，男性。建築業。20 歳を過ぎたころから，職場でいつの間にか眠っていることがあった。歩いているときに，人や柱にぶつかることもよくあった。また，笑ったときなどに急に体の力が抜け，ろれつが回らないこともあった。28 歳ころから，日中に強い眠気を自覚。同時期から，目の奥に痛みを感じるようになった。30 歳のときに職場から病院受診をすすめられ，近医の耳鼻科を受診。精査の結果，睡眠時無呼吸症候群と診断され，CPAP 治療（図 11－12）を開始した。

CPAP 治療を始めてから目覚めも良くなり，日中の眠気も消失するなど，症状は軽減していたが，開始約 1 年後から日中の眠気が再度出現した。1 年前からは，友人と意見が合ってうれしくなる，または少し興奮して笑ったりした際に 10 秒ほど手足の力が抜けるという症状も出るようになった。

CPAP を使用しているにも拘わらず，日中に過度の眠気があるため，睡眠外来に紹介された。気持ちが高ぶったときに突然全身の力が抜けてしまうという情動脱力発作を認めること，CPAP が問題なく作動しているにも拘わらず 12 時間ほど睡眠を確保しても日中の眠気が改善しないこと，CPAPを他の機種に変更してみても症状が改善しないことなどから，睡眠時無呼吸症候群以外の疾患が疑われた。短期入院で，日中の入眠に要する時間の脳波検査を実施したところ，平均睡眠潜時は2分で，4回の検査時のいずれも入眠時にレム睡眠が記録された。』

ナルコレプシーの最も基本的な症状（表11－3）は，日中に突然生じる耐え難い眠気と居眠りであり，この眠気は極めて強く，恋人との食事中など通常では考えられない状況においても生じてしまう。この居眠りは一過性であり，通常の持続時間は10～20分とされている。また，笑いや怒りなどの情動変化により誘発される短時間（数秒～数分）の筋緊張の低下であるカタプレキシー（情動脱力発作）も特徴的である。その程度はさまざまであり，筋の脱力感を自覚するだけの場合から，頭が垂れ下がる，膝ががくっとなるなどから，脱力が著明な場合には転倒してしまうことまである。その他の症状としては，入眠時に生じる一過性の全身性の脱力症状である睡眠麻痺（金縛り）や入眠時に恐怖感を伴う鮮明で現実的な幻覚（入眠時幻覚）を生じることがある。

本症の有病率は，欧米（0.02～0.03%）に比較して我が国（0.16～

表11-3　ナルコレプシーの症状

- 日中に突然耐え難い眠気に襲われ，何回も居眠りを繰り返す（睡眠発作）
- 笑いや怒りなどの情動変化により，急に首や手足の力が抜ける（情動脱力発作）
- 眠りに入る時に怖い夢を見て（入眠時幻覚），体を動かそうとしても動かせなくなる（睡眠麻痺）

0.59%）では高いことが特徴とされている。発症年齢は通常 10 歳代であり，70 ～ 80% が 25 歳前に発症する。

本症の病因としては，何らかの遺伝性要因の存在が考えられてきたが，最近の研究では神経ペプチドである視床下部のオレキシン細胞の減少が認められることから，オレキシンの低下とナルコレプシーとの関連が注目されている。

治療に際しては，規則正しい睡眠・覚醒リズムの保持や，十分な睡眠時間をとるなどの睡眠健康指導を行った上で，薬物治療をする。

ナルコレプシーの治療には，長期の取り組みが必要である。日本では，「なるこ会」（http://narukokai.or.jp/）という患者会が，この病気や治療についての啓発活動に取り組んでいる。ナルコレプシーとの診断がつかないでいると，居眠りをするために怠け者とみなされ失職することや，眠気による産業事故や交通事故の原因となることがある。早めに専門的治療を受けることが大切である。

5. 概日リズム睡眠・覚醒障害

『U 君は高校の男子生徒。もともと夜に強く，朝起きるのが苦手であった。高校 2 年生になったころより，朝起きられなくなった。夜は 3 ～ 4 時ころまで寝つけなかった。そのうちに毎日 1 時間くらいずつ寝つきが遅くなり，昼夜逆転している時には，登校できなくなった。そこで，病院に入院の上，規則正しい生活指導とともに，午前中 2 時間の高照度光治療を受けた。約 1 ヵ月後には昼夜逆転は改善した。』

概日リズム睡眠・覚醒障害は睡眠・覚醒リズムを制御している体内時計の機能障害が関与している睡眠相後退症候群や非 24 時間睡眠・覚醒リズム障害と，人為的要因で生じる時差症候群や交代勤務制睡眠障害に大別されるが，臨床的に最も頻度が高く重要な疾患は睡眠相後退症候群である。

睡眠相後退症候群では睡眠の開始と終了時刻が社会的に望まれる時刻帯に比較して2時間以上遅れており，典型的な睡眠時間帯は午前3～5時頃から正午頃であり，睡眠薬あるいは早く寝つこうとする努力は無効とされている。

概日リズム睡眠・覚醒障害は，患者に多くの弊害をもたらすことになる。例えば，睡眠相後退症候群により朝に社会的に望まれる時刻に覚醒できない場合，欠勤や常習的な遅刻を生じることになり，学校や仕事を継続することが困難になる。このため，睡眠相後退症候群患者は睡眠相が後退していること以外には，健康面で大きな問題がない場合でも，会社の同僚や上司，あるいは家族から怠けている，意欲がない，精神病ではないかなどの偏見を持って見られてしまう場合が多い。

この睡眠相後退症候群の発現機序については，次のように説明されている。ヒトの睡眠・覚醒リズムは外界の明暗周期に依存した二次的な現象ではなく，生体内に存在する体内時計により制御された一次的現象であり，体内時計の持つ固有の周期は約24～25時間であることが明らかとなっている。したがって，私たちは毎日光を同調因子として用いて体内時計の位相を前進させることにより，24時間周期の外界の明暗周期に同調した生活をしていることになる。生体リズムの光同調は光に対する位相反応曲線にしたがって達成され，主観的朝（休息期終了直後）の光によりリズム位相の前進が，主観的午後の光により後退が生じるとされている。こうした特性を持つ体内時計の機能障害（特に位相前進能の障害）が生じると，睡眠覚醒リズムが望ましい時間帯から慢性的にずれてしまい，睡眠相後退症候群などの睡眠覚醒リズム障害が生じる。

睡眠相後退症候群に対しては，以下の治療法が知られている。

(1) 高照度光療法

先述したように，生体リズムの光同調は位相反応曲線により達成され，主観的朝の光でリズム位相が前進し，主観的夜の前半部の光により後退することが明らかになっている。したがって，睡眠相が慢性的に後退した状態にある睡眠相後退症候群に対しては，主観的朝に高照度光を照射することにより生体リズムの位相を前進させ，後退している睡眠相を通常の時間帯に戻すことが期待できる。一般的な高照度光療法では，2,500～3,500ルクスの高照度光を早朝の一定時刻に2時間程度照射する。

(2) メラトニン

午後から夕方にかけてのメラトニン投与によりリズム位相前進が認められ，朝方の投与により位相後退が認められている。つまり，メラトニンの位相反応曲線は光のそれのほぼ逆の形をしたものであり，光と相補的に作用し，生体リズムを制御しているものと考えられている。睡眠相後退症候群などの睡眠覚醒リズム障害に対する投与方法は，望ましい入眠時刻の4～5時間前に，1～3mgのメラトニンを投与するのが一般的である。

(3) ビタミンB12

1983年，非24時間睡眠・覚醒リズム障害（睡眠相後退症候群と同様に睡眠覚醒リズム障害に分類され，毎日，睡眠時間帯が1～2時間ずつ遅れてしまう疾患）に対してビタミンB12の有効性が偶然発見されてから，睡眠覚醒リズム障害の治療に用いられている。非24時間睡眠覚醒リズム障害の66.7%，睡眠相後退症候群の27.1%に中程度以上の治療効果を持つとされている。ビタミンB12の治療効果発現機序に関しては，光などの生体リズムの同調因子に対する感受性増進作用や，生体リズムの周期短縮作用によるとされている。実際の投与方法としては，1,500 ～ 3,000mg のメチルコバラミンを経口投与するのが一般的である。

（4）時間療法

生体リズムの周期は約 24 ～ 25 時間であり，睡眠相を早める方向に移動させるのは困難であるが，遅らせる方向に移動させるのは比較的容易なことから，考案された治療法である。睡眠相後退症候群の治療に用いられ，入眠時刻を 1 日 3 時間ずつ遅らせて，約 1 週間で望ましい入眠時刻に固定させるのが一般的な手法である。この治療法により，睡眠相後退症候群の睡眠相が前進する可能性は高いものの，時間療法終了後に睡眠相が再度後退してしまう場合も多い。こうした際には，睡眠薬やメラトニンを補助的に用いて再発を予防することが可能な場合もある。

6. むずむず脚症候群

『60 歳の女性Mさんは，5 年前ほどから夜になると脚のしびれや痛みがあり，寝つきが悪くて困っていた。また，そのころから血圧も高くなり，薬を飲んでも良くならなかった。脚を動かしたり，さすったりすると少しは楽になるが，ゆっくり眠れない。その代わり，昼間は眠くて困っていた。整形外科を受診して検査を受けたが，「問題ありません」と言われた。

あるとき，友人が同じような症状で，薬ですっかり良くなったとのことを聞いて，睡眠外来を受診した。病院に一泊しての検査を受けたところ，睡眠中に脚がぴくぴくと動いていることがわかった。病院で処方された薬を 1 錠飲んだその晩から，脚の痛みや，しびれがすっかりなくなり，久しぶりにぐっすりと眠ることができた。そして，長年高かった血圧も低下して正常になった。』

(1) むずむず脚症候群の病態

　このような症状は，「むずむず脚症候群」という病気に特徴的なもの

表 11-4　むずむず脚症候群の臨床特徴

・脚（ときに腕）にむずむず感，熱感，虫がはうような感覚があり，動かしたくなる。 ・症状が安静時に出現するか憎悪する。 ・症状が夕方から夜間に出現するか憎悪する。 ・症状が運動によって改善する。

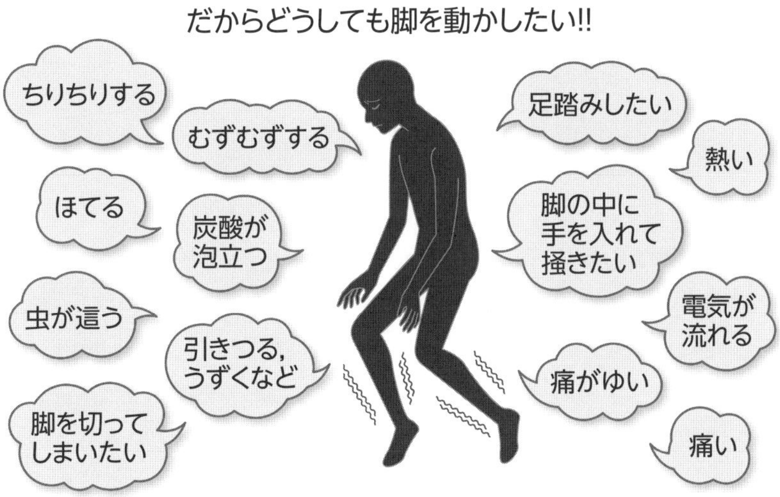

図 11-6　むずむず脚症候群の症状

である（表11－4）。「じっとしていられない」「むずむずする」「かゆい」「痛い」「虫がはっているような」などの何とも表現しづらい感覚（図11－6）が，夜寝る前などの静かにしているときにひどくなり，脚を動かすとそのときだけは楽になる。

また，座っていたり横になっていたりするときに，主に太ももからふくらはぎ，足首などに，じっとしていられない不快感を生じる。この症状は，歩いているときには軽くなるか消失するが，安静状態になるとまた悪化する。この症状は，映画館や会議などで座っているときに生じることもあるが，夜間に悪化することが多く，不眠の原因となる。下肢がもっとも顕著に侵されるが，むずむず脚症候群患者の21%～57%は腕に何らかの感覚を訴えることもある。

この病気は日本人の2～3%にみられ，高齢者で起こりやすいが，若年者や子どもにみられることがある。また，むずむず脚症候群であるために起こる不眠は，慢性かつ重症化しやすいため，気分の落ち込みや不安・イライラの原因となる。放置すると，高血圧などの循環器系の疾患が起こりやすくなることもある。

（2）むずむず脚症候群の診断

上記に述べたような症状の特徴を聞くことで診断が可能だが，家族性に生じる場合もあるので，家族（家系）で同様な症状の人がいるかどうかを確認する必要がある。また，睡眠中に足関節の周期的な背屈運動（足の甲の側に関節を動かすことで，周期性四肢運動と呼ばれ，20～40秒周期で生じる）があるかどうかを確認することも診断に役立つ（むずむず脚症候群では，50～80%に周期性四肢運動を合併している）。

有病率は，欧米人では5～10%（アジア人では1～3%）とされており，決してまれな疾患ではない。好発年齢（病気にかかりやすい年齢）は

40 歳以降で，性差は「男性：女性＝1：1.5」で女性に多い。原因に関してはまだ不明であるが，脳内の鉄欠乏，中枢ドパミン神経，遺伝的要因などが考えられている。また，腎不全，人工透析者，鉄欠乏性貧血，妊娠，パーキンソン病などで合併することが知られている。

(3) むずむず脚症候群の治療

症状改善には，お茶，コーヒー，紅茶などのカフェインが含まれている飲料を控える。筆者が診ている女性で，コーヒーを 1 日に 6 杯以上も飲んでいたが，控えたことで症状が著しく改善した例もある。さらに，鉄分不足の場合には鉄補充が必要であり，ニコチン，アルコールを控えることも大切である。

薬物治療の観点から見ると，睡眠薬は無効である。ベンゾジアゼピン系のてんかん治療薬のクロナゼパム（商品名：リボトリール）が入眠促進効果や中途覚醒抑制効果もあり，有用である。これで改善されない場合には，ドパミン作動薬などが投与される。このような薬物治療効果は高く，およそ 9 割以上で症状が改善する。

意外と知られていない病気だけに，治療を受けている方はごく一部にすぎない。夜によく眠れない，昼間にとても眠いといった症状があり，夜になると脚や腕がむずむずし，寝ているときに脚がぴくぴくとする場合には，睡眠障害の専門医，神経内科等の受診をすすめる。

7. レム睡眠行動障害

『60 歳，男性。4 年前に娘が嫁いだころから，睡眠中に立ち上がる，大声を出すなどの奇行が現れるようになった。最初は年 1 回程度だったが，1 年前に同僚が辞めてから仕事のストレスも影響したのか，月 3 回程度になった。寝ている最中に布団の上で泳ぐしぐさをしたり，頭を家具に打ちつけたりするといった行動がみられた。ある時は，窓ガラスを割って出血し大騒ぎになった。奥さんに起こされるとわれに返り，夢を見ていたことを自覚していた。』

夢を見ているとき，脳は部分的に活発に活動しているが，体が動かないように筋肉が緩み，夢の中と同じ行動が取れないように制御している。しかし，高齢者やパーキンソン病など神経系の病気を抱えている場合などは何かの拍子に筋肉を動かすスイッチが入り，夢の内容に沿って体が動いてしまう。この病気は成人になってから発症し，患者の大半は60歳以上の男性である。高齢者の約0.5%程度で発症すると報告されている。夢の中と同じ行動をとるので，熊と闘っているつもりで隣に寝ている奥さんに暴力を振るってしまった例もある。それは寝言から始まり，そのうち手が動くようになり，起き上がって暴れるようになる。そのような状況になった際に，体を揺すったり，大きな声で起こしたりすると，目を覚まして，このような行動をやめる。

対処法としては，転落防止のためベッドを布団に替える，寝床の周囲に家具を置かないなど，寝室での安全を確保するとともに，クロナゼパム（商品名：リボトリール）の服用によって9割近くに効果が現れるため，第一選択薬とされている。

レム睡眠行動障害はレビー小体型認知症やパーキンソン病など神経系の病気の前駆症状として起こることが多いので，神経内科や睡眠専門医の受診が大切である。

8. 睡眠時無呼吸症候群（睡眠関連呼吸障害）

(1) 睡眠時無呼吸症候群とは

2003年2月に居眠り運転により岡山駅をオーバーランした山陽新幹

線の運転士が，睡眠時無呼吸症候群であったことが，マスコミに大きく取り上げられた。その結果，医療機関への受診者が急増し，睡眠時無呼吸症候群の存在が広く知られるようになった。

『48 歳，男性の I さんは，約 2 年前よりいびきがひどくなり，妻から睡眠時の無呼吸も指摘されるようになった。タイマーで計ると，30 秒近い呼吸停止状態があるとのこと。その頃に体重は 115kg まで増加。収縮期血圧は 130mmHg 程度であったものが，220mmHg となった。同じころ，夜間頻尿（3 回以上）となり，時に尿失禁もあるため，泌尿器科を受診。検査したが，前立腺も含めて問題ないとのことであった。糖尿病も否定された。昼間の眠気は高頻度で，高速道路でふらっとして路肩で休んでいると，自分のいびきでびっくりして起きることもあった。その後，睡眠クリニックを受診して睡眠検査（図 11－10，図 11－11）を受けた結果，無呼吸＋低呼吸を 1 時間当たり 100 回以上認めた。すぐにシーパップ（CPAP）治療（図 11－12）を受けた。その夜から，頻尿，尿失禁は消失した。血圧も低下し，眠気，頭痛もなくなった。』

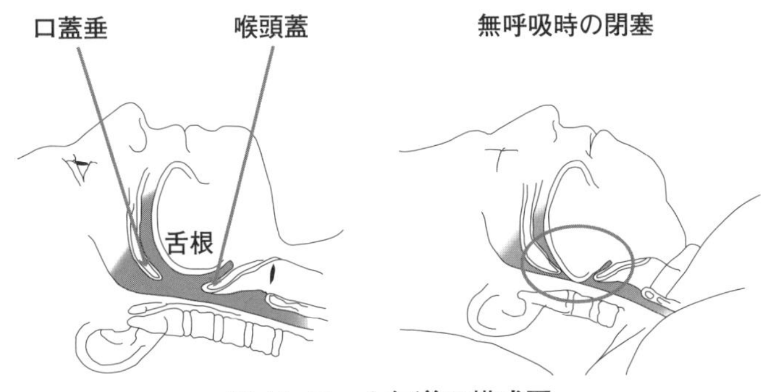

図 11-7　上気道の模式図

(2) 睡眠時無呼吸症候群の病態

眠ると，緊張がゆるむのは四肢の筋肉のみでなく，気道を構成している筋緊張もゆるむことになる。特に仰臥位では，舌のつけ根の部分（舌根）や口蓋垂の周囲の粘膜（軟口蓋）がのどの奥に落ち込んで気道が狭くなり，または閉塞してしまう（図 11－7）。いびきは睡眠呼吸障害のよい指標であり，いびきのひどさは気道狭窄の程度を現す。週に 3 日以上いびきをかく人（習慣性いびき症）は，睡眠時無呼吸症候群の予備群と考えられる。

睡眠時無呼吸症候群は間歇的な低酸素や高二酸化炭素血症，および頻回な覚醒反応により，肥満・高血圧・糖尿病・脂質代謝異常症などの生活習慣病と深く関連している。さらに，不眠や日中の眠気が引き起こされ，交通事故や労働災害の原因となる。

睡眠時無呼吸症候群は，成人男性の約 3 ～ 7%，女性の約 2 ～ 5% にみられる。男性では 40 歳～ 50 歳代が半数以上を占める。女性では閉経後に増加する。日本における睡眠時無呼吸症候群の潜在患者数は少なくとも約 200 万人以上とみられている。ここで問題なのは，潜在的患者数が膨大であり，そのうちごく僅かの患者しか診断・治療を受けていないという点である。

(3) 睡眠時無呼吸症候群の症状

睡眠時無呼吸症候群では，激しいいびきと無呼吸の繰り返し，これによりもたらされる睡眠障害から日中の過剰な眠気，集中力や活動性低下，うつ傾向，インポテンツ，夜間頻尿，高血圧など，多彩な症状（表 11－5）や合併症（図 11－8）がもたらされる。

睡眠時無呼吸症候群では，いびき，無呼吸が高頻度に認められるが，眠気以外の自覚症状に乏しい例が多いので注意を要する。睡眠時無呼吸症候群においては家族や同僚からのいびき，無呼吸の指摘が重要である。

(4) 睡眠時無呼吸症候群の原因

睡眠時無呼吸症候群の原因として，肥満は主要因子であるが，必ずしも肥満が原因とは限らない。肥満，小下顎，扁桃肥大，鼻閉が，単独またはさまざまな割合で複合して睡眠時無呼吸を形成する。

肥満では外側に向かって肥大するだけでなく，舌根や咽頭組織内に脂肪が沈着するために，気道が狭小化し，睡眠時無呼吸症候群の最も重要

表 11-5　睡眠時無呼吸症候群の多彩な症状

・大きないびきや無呼吸
・日中の耐え難い眠気
・夜間，2 回以上のトイレ
・熟睡感の欠如
・起床時の疲労や頭痛，口内乾燥
・集中力，記憶力の低下

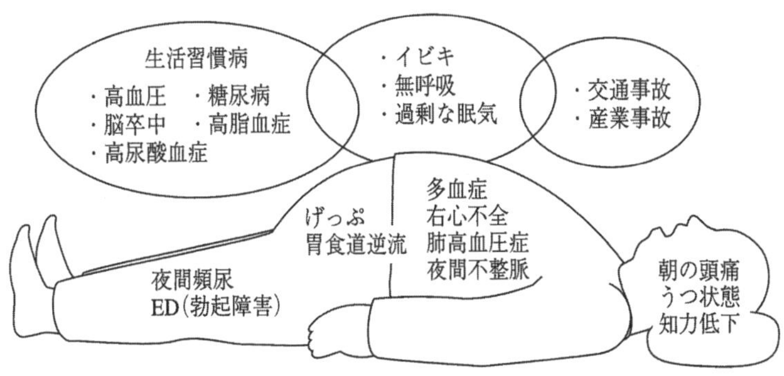

図 11-8　睡眠時無呼吸症候群の合併症（宮崎ら，2011）

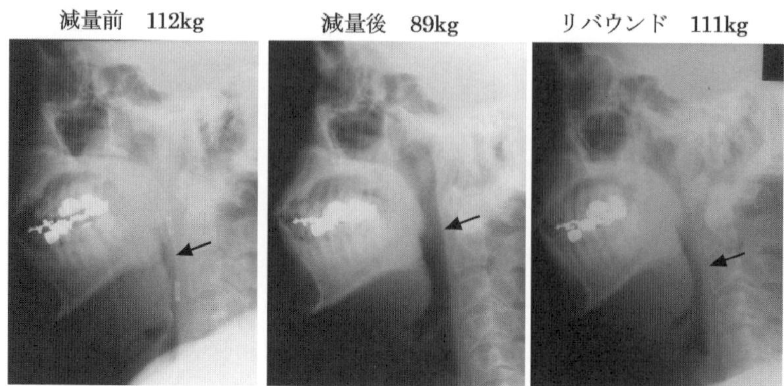

図 11-9　減量前後のレントゲン写真（宮崎ら，2011）
矢印の黒い気道部位が減量後は拡大している。しかし，リバウンド時には再度狭くなっている。

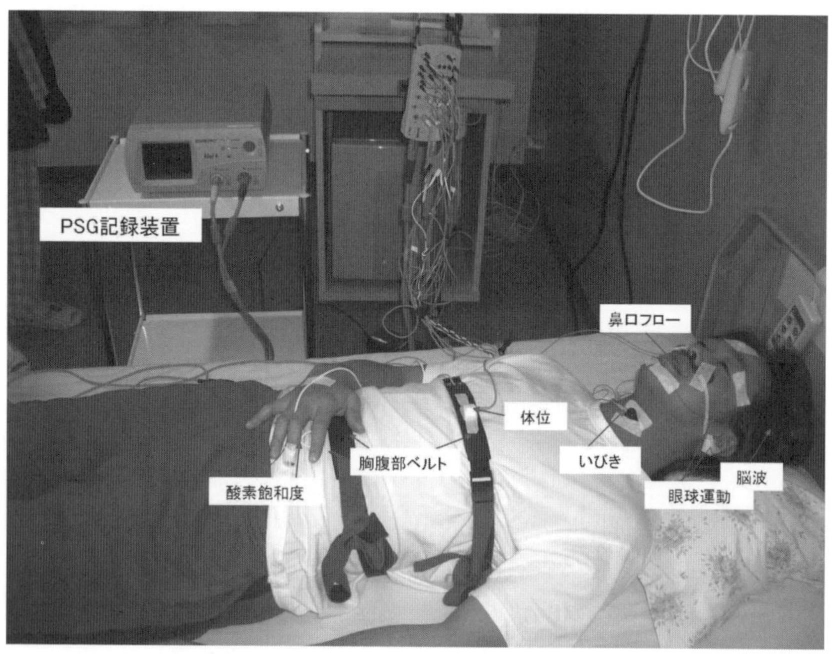

図 11-10　睡眠ポリグラフ検査（宮崎ら，2011）

な危険因子となる（図 11－9）。

その他の睡眠時無呼吸の誘因として，仰臥位での睡眠や，アルコール飲用がある。

（5）睡眠時無呼吸症候群の検査と治療

重症者でも自覚的な眠気があるのは 4 割程度に過ぎず，眠気やいびきの問診だけで診断することはできず，睡眠検査が必要である。

睡眠検査としては，睡眠時無呼吸に伴う夜間の低酸素血症を観察するパルスオキシメトリから，簡易睡眠呼吸検査，睡眠ポリグラフ検査（polysomnogram；PSG）がある（図 11－10，図 11－11）。これは，脳波，筋電図，眼電図も含めた詳しい検査で，睡眠時無呼吸症候群を含めた多

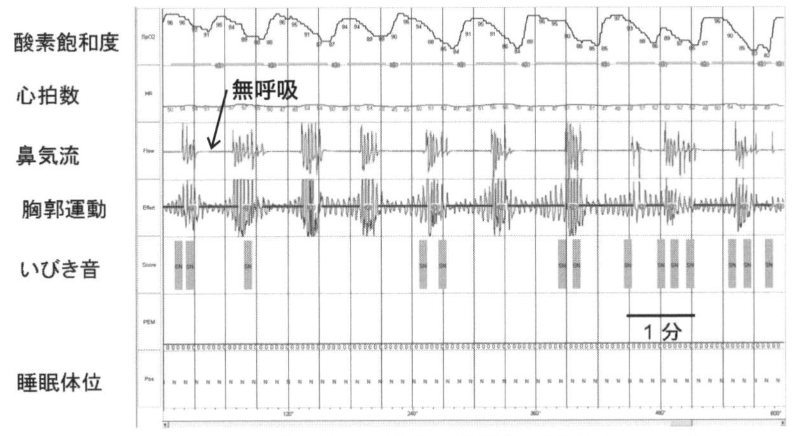

図 11-11　睡眠ポリグラフ検査の波形例（宮崎ら，2011）
閉塞型睡眠時無呼吸例の呼吸記録。10 分間の記録中に，10 回以上の閉塞型無呼吸を認める。鼻気流が 30 ～ 50 秒停止し，動脈血酸素飽和度は 96% から 84% まで低下した。無呼吸の間も努力性の胸郭運動は継続している。

くの睡眠障害の正確な診断には欠かせない検査である。

睡眠時無呼吸症候群の治療には，減量を含めて原因に応じた治療方法がある。標準的な治療として，鼻マスクで閉塞した気道に圧をかけて狭窄した気道をひろげるシーパップ（CPAP）治療（図 11－12），口腔内装置により気道の狭窄を防止する治療,気道を拡げる手術治療等がある。

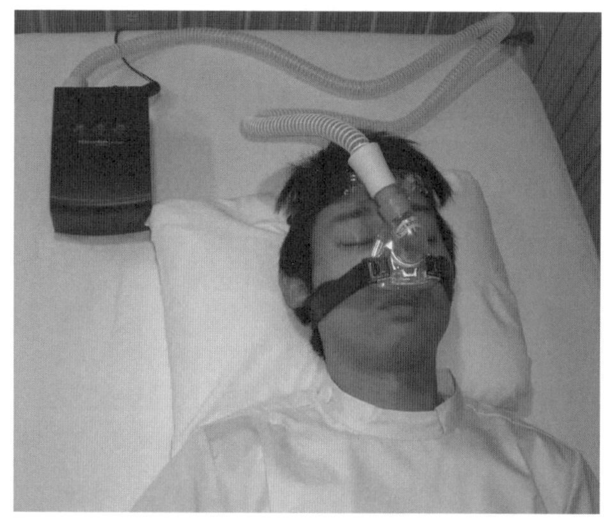

図 11-12　CPAP 治療
鼻マスクを介して，閉塞した気道に圧をかけ，気道閉塞を解除する

参考文献

日本睡眠学会編　「睡眠学」朝倉書店（2009）
清水徹男編「睡眠障害治療の新たなストラテジー」先端医学社（2006）
宮崎総一郎，林光緒編「改訂版　睡眠と健康」放送大学教育振興会（2017）

12 快眠への対処（1）

林 光緒

《**目標 & ポイント**》 日中に体をよく動かせると夜よく眠れたり，逆に，日中はあまり体を動かさず，昼寝をしてしまうと夜眠れなくなったりする。また，早く寝よう，寝ようと考えるとかえって眠れなくなったりする。このように日中の活動や就寝時のできごとが睡眠に大きな影響を及ぼしている。本章では快適な睡眠を得るために必要な運動や入浴，昼寝の仕方について学ぶとともに，就床前のリラクゼーションや，音楽や香りの効果について学ぶ。

《**キーワード**》 運動，入浴，昼寝，就眠儀式，リラクゼーション，香り，音楽

1. 快眠のための運動と入浴

（1） 運動と睡眠

運動の習慣を持つことは，睡眠に対して良好に作用する。運動習慣を持つ人の睡眠と，運動習慣を持たない人の睡眠を比較すると，運動習慣を持つ人の方が深い睡眠（睡眠段階 3 と 4：徐波睡眠）が多い。ふだん運動していない人に運動を習慣づけると，徐波睡眠が増えるばかりでなく，寝つきが早くなり，総睡眠時間も増える。ただし，運動を習慣づけても，睡眠内容が劇的に改善するというわけではない。健常者を対象とした実験研究では，運動を習慣づけることで徐波睡眠が 2 ～ 5 分増加し，総睡眠時間が 10 分程度増加することが報告されている（Driver と Taylor, 2000）。

運動が睡眠にどのような効果を及ぼすのかについては，上述の運動習

慣だけでなく，年齢や性別，運動の内容によって異なる。ここでいう運動の内容とは，運動の種類や運動強度，運動した時間の長さや，運動を行った時刻などである。これらの要因によって，運動が睡眠の改善につながる場合もあれば，かえって睡眠を悪化させる場合もある。例えば運動することで爽快感が得られたり，精神的ストレスが解消できたりすることもあるが，試合が近づくにつれ勝敗が気になりはじめると，このことが精神的ストレスとなって睡眠内容が悪化する。また，筋力トレーニングを行うと筋肉が損傷し，筋肉痛を招くため，同じく睡眠内容が悪化する。

一方，夕方の最高体温付近の就床3時間前（20:00～21:00）に軽い運動をすると入眠が促進されるとともに入眠直後の徐波睡眠が増加し，熟眠感も高まることが報告されている（小林，1999）。これは運動そのものの効果というより，運動による身体加熱の効果によるものである。

図12－1は，朝食前（朝），夕方（夕），夕食後（夜）の3つの時点で

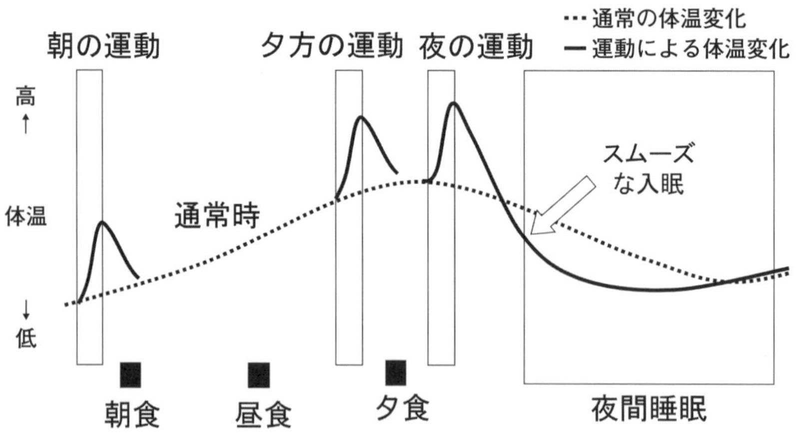

図12-1　朝・夕・夜の軽運動による体温変化（小林，2002より改変）

運動したときの体温変化を模式的に表したものである。点線は運動しなかったときの通常の体温変化で，体温は一日の中で夕方に最も高くなり，早朝に最低となるという24時間周期の概日リズムがみられる。夜に体温が下がっていくことで自然に眠くなり，夜の睡眠にはいっていく。実線で示されているように，運動すると体温は0.5～1.0℃上昇する。朝や夕方の運動では，運動をやめたあと，体温は点線のところまで戻る。これに対して，体温が一日の最高付近である夜に運動したあとは，概日リズムによる体温低下とあいまって，点線よりもさらに体温が低下する。このように就床直前に体温が急激に低下することによって入眠が促進され，質の高い睡眠が得られるわけである。その逆に，就床直前に体温が高いままだと入眠が妨害されるため，就床直前の運動は控えたほうがよい。

また，運動による身体加熱や運動そのものが間接的に快眠につながることもある。高齢者のなかには，夕方に居眠りしてしまい，その結果，夜に眠ろうとしても眠れなくなってしまうという人も多い。このような夕方の居眠り防止には，運動だけでなく，散歩やストレッチ体操など，軽く体を動かすことが効果的である。運動による体温上昇や身体運動そのものによって覚醒レベルがあがり，目が覚めるからである。

（2） 入浴と睡眠

入浴や温水シャワーを用いた場合でも，最高体温付近で体温が0.5～1.0℃上昇すると，その後の夜間睡眠が促進され入眠直後の徐波睡眠が増える。ただし，夜間の軽運動と入浴の効果を比較すると，入浴の方が，熟眠感が低くなることが報告されている（小林，2002）。

軽運動であれ，入浴であれ，最高体温が上昇すると入眠直後の徐波睡眠が増える。図12－2は，夕食後に温水シャワー（図中の白丸），自転車漕ぎ，歩行，入浴をした日の体温の最高値とその後の夜間睡眠における徐波睡眠の出現量を示している。最高体温が高かった日の方が徐波睡眠量も多いことがわかる。図中にはないが，40℃の温水に20分間入浴したときも入眠潜時が短縮化し，入眠直後の徐波睡眠が増加した。これに対して，42℃の温水に20分間入浴したとき（図12－2の黒四角）は，著しく体温が上昇し，徐波睡眠が減少した。このように過剰に身体が加熱された場合には，就床時まで高体温が維持されるため，かえって睡眠が妨害されることになる。したがって，就床直前は長時間の入浴や熱い温水浴は避け，就床１～２時間前までに入浴を済ませておくことが必要である。

冬季になると寒くて眠れなくなるため，就床直前に入浴するという人もいる。しかし，就床直前に体温が上昇するほどの身体加熱を行うと，かえって睡眠が妨害されることになる。そこで，ぬるめの湯にさっと浸

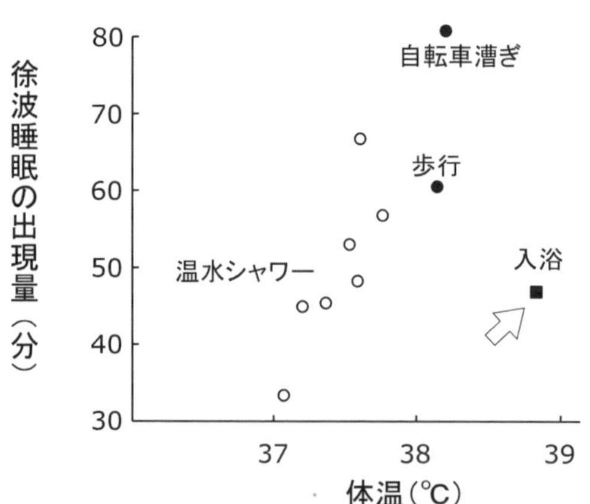

図12-２　体温の最高値と徐波睡眠の長さ
（小林，2002より改変）

かるか，温水などで手足を軽く温めるようにするとよい。

2. 昼寝の効用

(1) 昼寝による悪影響

昼寝をすると夜眠れなくなるという人は多い。第 4 章で述べられているように，昼寝の最中に徐波睡眠が出現してしまうと，その夜の睡眠では十分な量の徐波睡眠が出現しなくなるため，寝つきが極端に悪くなる。このように昼寝が夜間睡眠を妨害するため，不眠症患者に対して昼寝はしないよう指導されてきた。また，昼寝の最中に徐波睡眠が出現し，睡眠が深くなってしまうと昼寝から目覚めにくくなり，起床後にかえって眠気が強くなったり，疲れが残ったりする。

このように昼寝をすることで夜間睡眠が妨害されるばかりか，昼寝が健康リスクを高めることも指摘されている。70 歳代の昼寝と死亡率との関係を 6 年間にわたって調べた調査では，1 時間以上昼寝をしている高齢者は，昼寝をしない高齢者よりも死亡率が高かった（Bursztyn *et al.*, 2002）。このように昼寝が健康を損ねる理由として，血圧や自律神経系活動の急激な変化が指摘されている。昼寝の最中には交感神経系活動が低下し，血圧も下降するが，昼寝から目覚めたときに，これらが急激に上昇する。その結果，脳卒中などの障害が生じやすくなるというものである。

また，1 時間以上の昼寝がアルツハイマー病罹患のリスクを高めるという調査結果もある。図 12－3 は，昼寝の長さとアルツハイマー病罹患の危険率を示したものである。昼寝をしない人と比べると，1 時間以上昼寝をする人の危険率は 2 倍である（Asada *et al.*, 2000）。しかし，1 時間以内の昼寝であればその危険率が低くなっている。30 分～1 時間の昼寝をしている人では，昼寝をしない人の 2 分の 1，30 分以内の昼寝であれば5分の1まで低下している。このように1時間以上の昼寝は健康に悪影響を及ぼす危険性が高いが，30分以内の昼寝であれば，そのような危険性が低くなるばかりか，次に述べるようにさまざまな効用があることが確認されている。

（2） 短時間仮眠法

昼寝が長すぎると徐波睡眠が出現するため，その後の活動や夜間睡眠に悪影響を与えるが，30分以内の昼寝をとった場合は，徐波睡眠がほとんど出現しないため，夜間睡眠に悪影響を与えず，起床後の眠気や疲労を高めることもない。むしろ，このような短い昼寝をとることで，午後の眠気や疲労が改善し，居眠りが防止できること，作業意欲が上がり，気分も爽快になること，記憶や認知作業の成績が上がり，作業速度も速くなること，運動技能が向上することなどが報告されている（林，2013）。

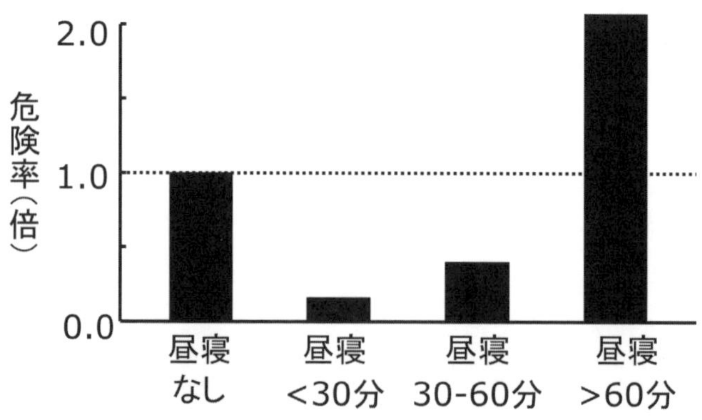

図 12-3　昼寝の長さとアルツハイマー病罹患の危険率
（Asada *et al.*, 2000 より作成）

若年者の場合は，睡眠段階 1 が約 5 分間出現したあと睡眠段階 2 が現れる。睡眠段階 1 だけでは昼寝の効用はほとんどなく，昼寝の効用を得るためには，少なくとも睡眠段階 2 が 3 分間出現することが必要である（Hayashi *et al.*, 2005）。しかし，20 分以上眠ると効用がほとんどみられないか，かえって眠気や疲れがひどくなるなど，悪影響が現れることも多い。10 ～ 15 分の昼寝であれば，睡眠段階 2 が 5 ～ 10 分程度現れ，先述のような効用を得ることができる。寝つくまでに 5 分程度かかることを考慮すると，最適な昼寝の時間は 15 ～ 20 分ということになる。

一方，高齢者の場合は徐波睡眠が出現しにくいため，30 分の昼寝でも十分効果が認められる。午後に 30 分の昼寝を習慣的にとっている高齢者を対象とした研究では，昼寝のあと眠気が解消され，作業成績も向上したばかりでなく，昼寝をとらなかったときと比べて，その夜の睡眠では中途覚醒が減り，睡眠内容が向上していた（白川ら，1999）。昼寝することで午後や夕方の居眠りが減り，これが結果的に夜の睡眠の改善につながったと考えることができる。午後の昼寝と夕方のストレッチ体操を組み合わせた睡眠健康教室を開いた結果，高齢者の夜間睡眠や日中の眠気が改善されたばかりでなく，心身の健康も改善され，4 年間で医療費が 30％減少したことも報告されている（田中，2014）。

3. 就床前の活動と睡眠

（1） 就眠儀式

就寝前に歯を磨いたり，寝衣に着替えたり，読書をしたり，音楽を聴くなど，その人が就床前に習慣的にとっている一連の動作や行動を就眠儀式と呼ぶ。就眠儀式と睡眠とが条件づけられていれば，これら一連の行動をとることによって速やかに入眠できる。しかし，寝床の中でテレビを見たり，勉強したり，食事をとったりするなど，睡眠とは関係がないばかりか，覚醒を高める行動をとっていると，かえって睡眠が妨害される可能性がある。

不眠症における非薬物療法の一つである刺激制限法では，寝床では眠ることを最優先にし，寝床につくと眠くなるよう習慣づける。この療法では，1）眠いときだけ就床する，2）寝床は睡眠と性行動を行うことだけに使用する，3）15～20分経過しても眠れない場合は，寝床から離れて別の部屋に行き，眠くなったときだけ寝床に戻る，4）前夜の睡眠時間にかかわらず起床時刻を一定に保つ，5）長い昼寝は避ける，などの手続きをとることで，ベッドや寝室が睡眠に特化した条件刺激になるよう再学習する。

(2) リラクゼーション

緊張状態やストレスは覚醒レベルを高めるため睡眠が妨害される。例えば，就床前にコンピュータゲームを行うと入眠潜時が延長する。試験期間や日常生活上のストレスなど中等度のストレスがあった場合にも入眠潜時が延長する。さらに強いストレスにさらされた場合には，睡眠全般に悪影響が及ぶ。就床前に割礼儀式の残酷な映像を見せた実験では，中途覚醒が増加するとともにレム睡眠が減少するなど睡眠内容が極端に悪化していた（玉置，2008）。

一方，「枕が変わると眠れない」といったように，旅行先など慣れない場所では眠りにくいことが多い。このように初めて眠る場所など慣れない環境下で寝ることによって睡眠が妨害される現象を第1夜効果という。睡眠実験室ではよく見られる現象であり，睡眠実験を実施する場合は，少なくとも第1夜は実験室順応のための統制夜とし，第2夜以降に実験条件を実施することが標準的な手続きとなっている。

このような緊張状態を解消する方法の一つに筋弛緩法がある。これは，身体のさまざまな部位に「力を入れて，力を抜く」ことを繰り返して，力が抜ける感覚をつかむ方法である。力を入れている時間は 5 秒程度，力を抜いている時間は 20 秒程度とする。筋肉が弛緩することで緊張がほぐれ，リラックス感が高まる。就床前にリラックスできることが快眠につながるため，筋弛緩法は不眠の非薬物療法の一つとしても用いられている。筋弛緩法は，入眠潜時の短縮と中途覚醒の減少に効果があり，特に入眠に関して効果が高いことが報告されている（田中，2008）。

（3）香りの効果

白檀，沈香，ラベンダーなどの香りには沈静作用があることが経験的に確かめられているが，睡眠ポリグラフ記録などを用いた実証研究は比較的少ないのが現状である。そのなかでも，ラベンダーの香りが睡眠に効果的であることが実験的に確かめられている（小川・林，2012）。健常者を対象とした実験の結果では，室内にラベンダーオイルの香りを揮散させると香りがないときよりも徐波睡眠が増え，実験に参加した人からも良く眠れたとの報告が得られた。不眠傾向者に対して 1 週間にわたってラベンダーオイルの香りを室内に揮散させた場合でも，半数の人で不眠傾向が改善し，特に女性と若年者で睡眠改善効果が高かった。また，4 名の不眠症患者に対してラベンダーオイルの香りを 2 週間にわたって寝室に揮散させた場合でも，睡眠改善効果がみられ，患者自身も不眠が軽減したことが報告されている。

ラベンダーオイルには多数の成分が含まれており，そのうちのどの香気成分が睡眠改善に効果があるのかは確認されていないが，単一の香気成分として睡眠改善効果が確認されているものに，セドロールとヘリオトロピンがある（小川・林，2012）。ヒマラヤスギから抽出されるセダーウッドオイルの香気成分であるセドロールは，副交感神経系の活動を高める。就床時にセドロールを呈示すると，入眠潜時と中途覚醒が減少したことが報告されている。セドロールは香りが微弱であるため，香りに対する嗜好性の影響や嫌悪反応が生じにくい。一方，ヘリオトロープの花の香りに似た甘い香りのする合成香料であるヘリオトロピンの香りには，鎮静作用があることが知られている。不眠傾向者に対してヘリオトロピンを就床時に呈示すると入眠潜時が短縮し，睡眠段階 4 が増加したことが報告されている。

ただし，香りの好みには個人差があるため，ある人にとって快適な香りであり睡眠に効果的に作用したとしても，他の人には不快な香りとなり睡眠を妨害する場合もある。例えば覚醒作用があることが知られているペパーミントの香りを就床時に呈示したとき，睡眠内容が悪化した人もいれば，その逆に，徐波睡眠が増加し，睡眠内容が改善した人もいることが報告されている（Goel *et al.*, 2006）。

（4） 音楽の効果

就床や起床時に音楽を聴いている人は少なからず存在する。約 300 人の大学生を対象とした調査によれば，31％の学生が就床時に，55％の学生が起床時に音楽を聴取していた（岩城，2008）。しかし，音楽が入眠に及ぼす効果を調べた研究のほとんどは，音楽が睡眠に妨害的に作用することを報告している。音楽には覚醒調整効果があり，覚醒レベルが高いときに鎮静的な音楽を聴くと覚醒レベルが低下するが，逆に覚醒レベルが低いときに聴くと覚醒レベルが上がる。その結果，就床時に音楽を提示し続けると，入眠するまでの間は覚醒レベルが下がり，入眠を促進するが，入眠したあとは逆に睡眠を妨害することになる。入眠した時点で音楽を止めることは自分ではできないため，就床時に音楽を聴取する場合は，音楽の提示時間が長すぎないよう工夫する必要がある。

また，音楽による気分誘導効果は，音楽の好みが強く影響する。好みの高い音楽を聴くと，リフレッシュ感とリラックス感が生起する（岩永，1999）。このことから，就床時に音楽を聴く場合は自分の好きな音楽のうち，覚醒レベルを下げる鎮静的な音楽を選ぶことが大切である。

参考文献

井上昌次郎編『快眠の科学』朝倉書店（2002）
本多和樹編『眠りの科学とその応用Ⅱ』シーエムシー出版（2012）
日本睡眠改善協議会編『応用講座睡眠改善学』ゆまに書房（2013）
堀忠雄編『睡眠心理学』北大路書房（2008）

13 快眠への対処（2）

宮崎 総一郎

《目標＆ポイント》 快眠への対処として，ここでは嗜好品が睡眠に与える影響を学ぶ。また，自らの睡眠の現状を知ることも大切であるので，評価法について学ぶ。アルコールには，中枢神経抑制作用があり，鎮静・催眠作用をもたらす。このような作用を利用して，睡眠薬代わりに寝酒をたしなんでいる人は多い。アルコールは入眠を促進するが，睡眠後半では睡眠内容を悪化させ，結果として睡眠障害の原因となる。カフェインやニコチンも入眠を遅らせ，睡眠時間を減らし，中途覚醒を増やす。睡眠の評価には，客観的評価と主観的評価がある。主観的評価には，眠気や睡眠状態を質問形式で聴取する。客観的評価には，測定機器を用いて睡眠中の脳波や呼吸などの生体現象を数値化する。客観的評価はしばしば自覚症状や主観評価と乖離することがあり，状況に応じて評価法を選択する。

《キーワード》 カフェイン，ニコチン，アルコール，睡眠評価，睡眠日誌

1．睡眠と嗜好品

（1）アルコールの影響

アルコールには，中枢神経抑制作用があり，鎮静・催眠作用をもたらす。このような作用を利用して，睡眠薬代わりに寝酒をたしなんでいる人は多い（図 13－1）。

一般に適量のアルコールは入眠を早め，深い睡眠を増加させる。しかし，代謝と排泄が素早く行われるため，アルコールの血中濃度が低下する睡眠後半には離脱傾向が現れる。すなわち，睡眠が浅くなり，中途覚

醒が増えるとともに，レム睡眠が増加する。夢や悪夢が増え，交感神経系活動が亢進し，頻脈や発汗が生じる。このように，アルコールは睡眠の前半には入眠を促進するが，睡眠後半では睡眠内容を悪化させる。快眠を得ようとして飲んだ寝酒が，現実には睡眠を妨害しているのである。アルコールは睡眠薬代わりにならないことを理解することが大切である。

一時的にアルコールを摂取した場合には，入眠は促進されて熟眠感も増加する。しかし，飲酒を続けていると，アルコールに対する耐性が上昇し，催眠作用が低下する。飲酒しても十分な睡眠が確保できなくなり，不眠が発生することになる。このような不眠を解消するためには，さらに酒量を増やすことが必要となり，結果としてアルコールへの依存性が促進されることになる。アルコール依存症患者では，徐波睡眠はほとんど出現せず，中途覚醒が著しく増加し，体動や睡眠段階の移動が多いなど，睡眠の分断が認められる。さらに，飲酒を突然中断すると，強い不眠のほか，振戦，発汗，幻覚，痙攣発作，見当識障害など，種々の離脱

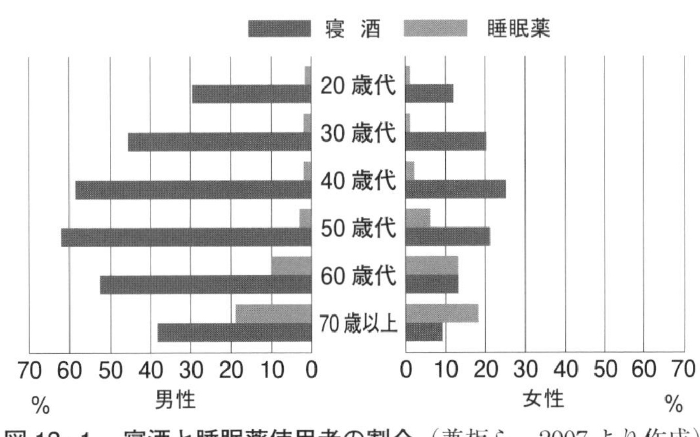

図 13-1　寝酒と睡眠薬使用者の割合（兼板ら，2007 より作成）

症状が発生する。

（2） カフェインの影響

友人のＳ氏の経験談である。彼は毎朝，職場に着くとコーヒーを飲むのが常であった。頭がすっきりするようで欠かせなかった。午後に眠くなると，またコーヒーを飲んでいた。ある時，たまたま長い出張に出かけ，ずっとコーヒーを口にしなかった。すると，寝つきが良くなり，朝の目覚めがさわやかになった。それ以来，朝のコーヒーが欲しくなくなり，全く飲まないでいるとのことである。

コーヒーは，エチオピアのヤギ飼いが偶然発見したといわれる。ヤギがコーヒーの実を食べると踊り出すことから，その覚醒作用が発見され

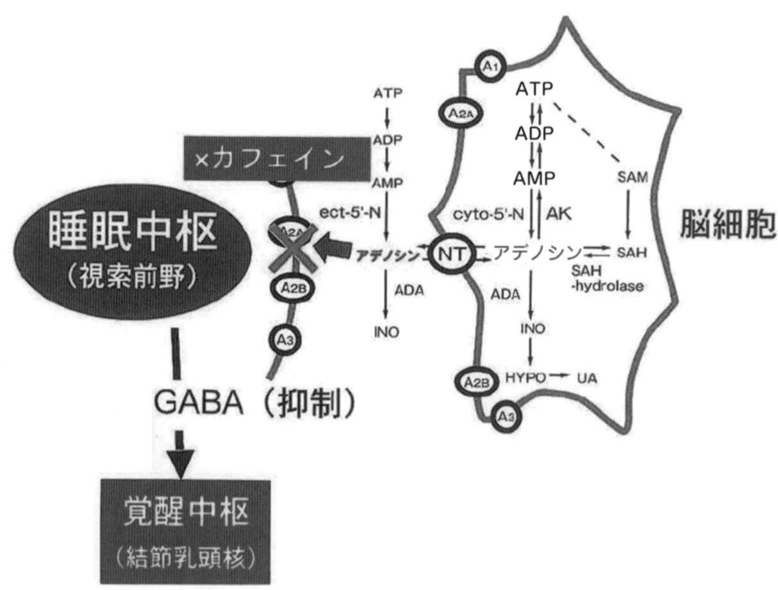

図 13-2　カフェインの作用部位（佐藤，2009 より改変）

たのである。覚醒作用は珍重され，アラビアに最初のコーヒーショップができてから，数年でヨーロッパ全域にコーヒーが広がった。

コーヒーに含まれるカフェインは，疲れてくると脳内にたまる睡眠物質，アデノシンが作用して眠気を引き起こすレセプター（アデノシン A_{2A} 受容体）に競合的に働きかけ，覚醒させる（図13－2）。また，脳の代謝を高めて脳活動を刺激するので，頭がすっきりしたように感じる。依存性があり，用量が多いほど覚醒効果は強くなる。カフェインはさまざまな飲み物に含まれている。その量は本格的なコーヒー一杯で130～150ミリグラム，インスタントコーヒー一杯で65ミリグラム，紅茶一杯で40～60ミリグラム程度である。ほかには，コーラ一缶に30～50ミリグラム，健康ドリンク一本にも50ミリグラム程度が入っている。

カフェインは入眠を遅らせ，睡眠時間を減らし，中途覚醒を増やす。やや多め（400ミリグラム）にとると，睡眠中の脳の代謝率が高まり，浅い眠りが増え，深い睡眠が減って睡眠障害となってしまう。カフェインの効果は4時間以上持続する。

あまり豆をいってないアメリカンコーヒーは薄いように感じるが，よく焙煎した香りの良いコーヒーに比べてカフェイン量が多い。現在，カフェインはアメリカ東海岸の海水からも検出されるほど多量にアメリカの人々に摂取されている。カフェインは適量であれば有用かもしれないが，飲みすぎで睡眠を悪くしている可能性がある。

（3） ニコチンの影響

友人のN氏は，30年来のヘビースモーカーであった。2年前に一念発起して，禁煙した。そうすると，ぐっすり眠れるようになり，朝の目覚めがさわやかとなった。喫煙していた頃は，睡眠前半は眠りが浅く，朝方になってぐっすり寝ていたとのこと。そのため，目覚めが悪いので，朝から煙草を吸って，覚醒していたとのことである。禁煙後は，最初から深く眠れていると，そばで寝ている妻が話していたとのことである。

ニコチンは，骨格筋の神経接合部，自律神経系の神経節，および中枢神経系に分布するニコチン性アセチルコリン受容体に作用する。これによって骨格筋では筋肉が収縮し，中枢神経系ではアセチルコリン，ノルアドレナリン，ドパミン，セロトニンなどの複数の神経伝達物質の放出を促進する。ニコチンは，これらの受容体を介して，大脳の覚醒をもたらす。ニコチンには，このような覚醒作用のほか，気分や認知機能を向上させる効果を持つ。ニコチンは，黒質線条体と中脳辺縁系のドパミン作動性ニューロンにも結合することが報告されており，これによって生じる快感情がニコチンへの依存性を形成すると考えられている。一方，末梢では，ニコチンを摂取すると血管収縮により血圧が上昇し，心拍数が増加する。体内におけるニコチンの半減期は約 2 時間であるため，就床の 2 時間前に摂取した場合でも入眠に影響する。

そしてニコチンは，入眠潜時の延長や中途覚醒の増加をもたらし，睡眠を悪化させる。喫煙者を対象とした調査によれば，非喫煙者に比べると，喫煙者は入眠潜時が平均 5 分長く，総睡眠時間が 14 分短かった。また，喫煙者の睡眠内容を調べると，浅い睡眠は非喫煙者よりも 24% 多く，深い睡眠は 14% 少なかった。

また，喫煙は，睡眠時無呼吸症のリスクファクターともなる。

2. 睡眠の評価

睡眠の評価には，客観的評価と主観的評価がある。睡眠の主観的評価とは，自覚症状や睡眠状態を質問形式で評価することである。そのため，本人の感じ方や経験などに左右されることもある。睡眠の客観的評価とは，測定機器を用いて睡眠中の生体現象を数値化することを意味する。例えば，寝ている時の睡眠の深さを脳波から判断することである。しかし，客観的評価はしばしば本人が訴える自覚症状や主観評価と乖離する

表13-1　エプワース眠気尺度（Johns *et al*., 2006）
JESS™（Japanese version of the Epworth Sleepiness Scale）
ESS日本語版

もし，以下の状況になったとしたら，どのくらいうとうとする（数秒～数分眠ってしまう）と思いますか。最近の日常生活を思い浮かべてお答えください。

以下の状況になったことが実際になくても，その状況になればどうなるかを想像してお答え下さい。（1～8の各項目で，○は1つだけ） 全ての項目にお答えください	うとうとする可能性？			
	ほとんどない	少しある	半分くらい	高い
1）すわって何かをよんでいるとき（新聞，雑誌，本，書類など）	0	1	2	3
2）すわってテレビをみているとき	0	1	2	3
3）会議，映画館，劇場などで静かにすわっているとき	0	1	2	3
4）乗客として1時間続けて自動車に乗っているとき	0	1	2	3
5）午後によこになって，休息をとっているとき	0	1	2	3
6）すわって人と話をしているとき	0	1	2	3
7）昼食をとった後（飲酒なし），静かにすわっているとき	0	1	2	3
8）すわって手紙や書類などを書いているとき	0	1	2	3

ことがあり，状況に応じて両者，またはいずれかの評価法を選択するのがよい。

（1） 睡眠の自覚的評価

1）エプワース眠気尺度（Epworth Sleepiness Scale；ESS）

エプワース眠気尺度は，日常生活における活動の中で経験する眠気について，読書やテレビを見るといった具体的な場面での眠気の評価を行う自記式質問票である（表 13－1）。8 つの質問項目の各得点（0 ～ 3 点）を単純加算し，総合得点（0 ～ 24 点）を算出する。得点が高いほど日中の眠気が強いと判定する。11 点以上を病的な眠気とし，16 点以上は重症の眠気と判断する。ただし，エプワース眠気尺度は客観的な指標との相関はそれほど高くない。しかし，エプワース眠気尺度は簡易で効率的に眠気の評価が可能なことから，診察や社会調査に用いられている。

2）睡眠日誌

睡眠日誌に毎日の就寝，起床時刻，眠気が生じた時間帯などを記録することで，睡眠サイクルや生活スタイルの情報を収集することが可能である（図 13－3）。そのため，概日リズム睡眠障害などの不規則な生活スタイルと関連する睡眠障害の評価に適している。

図 13－3 に睡眠日誌を用いた例を示している。この記録者は，54 歳の女性で，日中には眠気が強く（エプワース眠気尺度にて 18 点），夜間のいびきの状況で家族から無呼吸の指摘があり，精査目的にて来院した。睡眠日誌から，子供の迎え，読書やテレビを見ることが多く，就寝時刻が遅いことがわかった。また，なかなか寝つけないために，飲酒や睡眠薬を服用していた。睡眠の取り方が非常に不規則でかつ短く，睡眠不足症候群が明らかであった（図 13－3 の A）。睡眠のメカニズムや光の影響

を説明し，睡眠薬の服薬指導や睡眠衛生指導を行った。4 ヵ月後（図 13－3 の B），就寝時刻が一定となり，いびきや日中の眠気が消失した。また，エプワース眠気尺度の得点は 18 点から 7 点まで低下した。

（2） 睡眠の客観的評価法

睡眠の客観的な評価法には，睡眠中に起こるさまざまな生理的現象を同時記録する睡眠ポリグラフ記録（polysomnogram；PSG），在宅にて睡眠中に一部の生理学的現象を調べる携帯型検査，日中の眠気を調べる検査等がある。

A 来院時の睡眠日誌

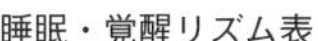

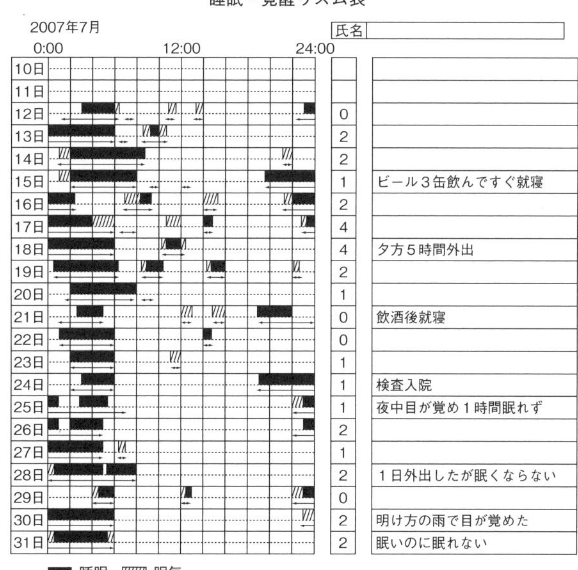

図 13-3　睡眠日誌（宮崎，2011）

睡眠ポリグラフ記録は，医療施設で終夜にわたり行われる。記録された波形や睡眠中の画像を解析することで，睡眠の量や質，睡眠中の異常脳波，無呼吸や低呼吸の頻度，酸素飽和度の低下，下肢の異常運動，不整脈の出現，睡眠中の異常行動などが明らかになる。そのため，睡眠ポリグラフ記録は客観的な睡眠検査のゴールドスタンダードとされている。

携帯型検査とは，被験者自身がセンサーの装着や機器を操作し，自宅で行う検査である。呼吸に関連した測定項目のみを記録する装置や，加速度計により活動量を測定する腕時計型のアクチグラフなどがある。携帯型の睡眠呼吸検査では，睡眠中の呼吸状態を記録し，睡眠中の無呼吸

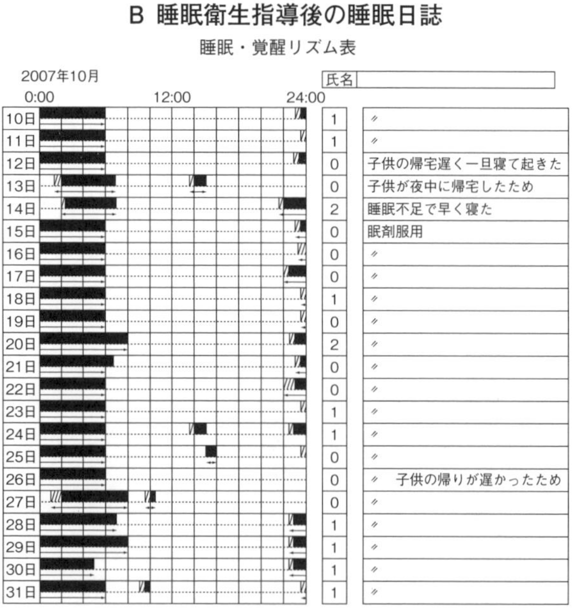

図 13-3　睡眠日誌（宮崎，2011）

や低呼吸の頻度や低酸素状態を調べる。

アクチグラフは，内蔵の加速度計により，数日～数週間にわたる活動量を連続測定し，中途覚醒や睡眠・覚醒のリズム異常を調べることができる。図 13－4 は筆者の 1 週間にわたる活動記録であるが，夜間の矢印のところで中途覚醒をしていることがわかる。昼間によく陽の光を浴びて活動した日は，早く眠りに就き，中途覚醒のないことがわかる。

日中の眠気を客観的に調べる検査には，反復睡眠潜時検査（multiple sleep latency test；MSLT）がある。この検査では，2 時間ごとに暗い部屋で眠るように指示し，脳波測定により何分で寝つくか，1 日に 4～5 回繰り返し測定することで，日中の眠気を客観的に判定できる。

アクチグラフ

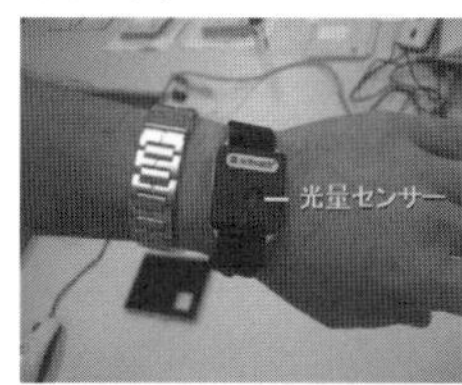

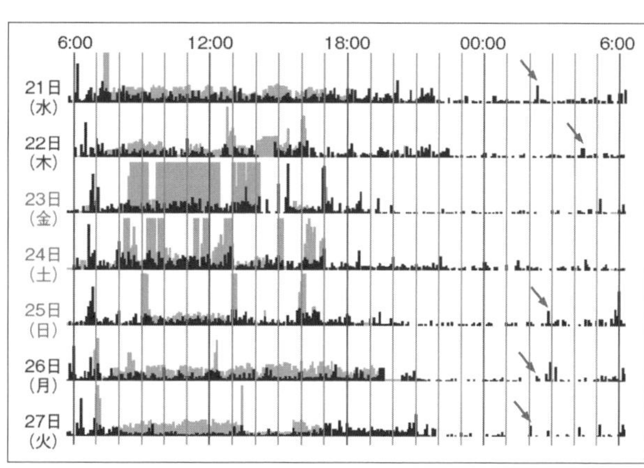

※黒が活動量，グレーが光量を示す。

図 13-4　アクチグラフによる活動量の記録（宮崎ら，2011）

参考文献

宮崎総一郎ら，編著『睡眠学Ⅱ』北大路書房（2011）
宮崎総一郎，大川匡子編著『睡眠学概論』滋賀医科大学睡眠学講座（2011）

14 睡眠教育の実践

田中 秀樹

《目標＆ポイント》 睡眠教育を有効に機能させるためには，睡眠に関する正しい知識教育にあわせて，実際に，睡眠に有効な生活習慣を獲得・維持させていくことが重要である。本章では，睡眠確保に有効な生活指導法を小学校，中学校などの教育現場や地域保健現場や施設，病院での睡眠改善技術，生活リズム健康法の実践例を交えながら紹介する。講義を通じて，睡眠改善支援に必須とされる，1）適正な知識の普及，2）支援ツールの提供，3）人材育成の重要性を認識してもらう。さらに年代別に，特に重視するポイントを整理する。

《キーワード》 睡眠教育，生活リズム健康法，ライフスタイル，睡眠日誌

1．生活課題としての睡眠改善，睡眠教育

(1) 睡眠教育のポイント――ライフスタイル改善と環境調整

睡眠教育のポイントはライフスタイルの改善と睡眠環境の調整である。睡眠維持・改善のためには，人間本来の体にあったライフスタイルを見直し，日常生活レベルで実施可能なライフスタイルや環境の調整が重要な意味を持つといえる。睡眠教育に際しては，まず睡眠の重要性や睡眠改善に重要な知識を理解してもらうことが大切である。さらに，睡眠改善に重要な知識を実際の行動に活かすこと，習慣として取り入れることが重要である。

(2) 学校現場での睡眠教育の導入――知識と習慣の連動

睡眠教育（眠育）の学校現場への導入には，1）睡眠や生活リズムについての正しい知識の普及に加え，2）先生や保護者が認知しやすい実際の問題行動（授業中の居眠りや集中力，朝食欠食，イライラ感）や学校の愉しさ，学業成績等の関連を理解してもらうことが重要である。また，生徒の心身健康，能力発揮のためには，睡眠，基本的生活習慣の指導が重要であることをしっかり認識してもらうことが大切である。

2015年4月，文部科学省は中・高校生の睡眠を中心とした生活習慣と自立や心身の不調等の全国調査の結果を報告している。ポイントとしては，1）学校がある日とない日で起床時刻が2時間以上ずれることがよくある生徒ほど，午前の授業中に眠いと回答する割合が高いこと，2）学校から帰宅後に30分以上の仮眠をとることがある生徒ほど，午前中に調子が悪いこと，3）携帯電話・スマホ等使用が長い子供ほど，就寝時刻が遅いこと，4）就寝時刻が遅い子供ほど，自分のことが好きと回答する割合が低く，イライラすることがあると回答する割合が高いことなどが指摘されている。睡眠の不足や悪化は，日中の眠気を増大させることはもちろん，前頭連合野の機能を低下させ，感情コントロール機能，意欲や記憶，学習，学業成績の低下を招く。また，不登校のパターンは多様だがリズム障害という観点からは大部分が共通していている。子どもの睡眠の問題への対応としては，本人や教員，親への睡眠教育を行うことが現実的かつ重要である。

学校現場での睡眠教育を有効に機能させるためには，知識教育にあわせて，実際に，睡眠に有効な生活習慣を獲得・維持させていくことが重要である。そのためには，生徒指導に生かせる1）知識教材と2）習慣改善を促進させるための具体的なツールの提供が必要となる。つまり，授業やロングホームルームの時間を有効活用できるよう，50分程度で実施可能な睡眠教育パッケージ（教材，チェックリスト等）の開発・精鋭化も重要である。

2. 学校での睡眠教育の実践

（1） 睡眠授業の流れ

筆者らは小学校や中学校，高校でクラス毎に睡眠授業を行っている。睡眠や生活リズムの知識を，楽しく，そして分かりやすく身につけてもらうために，睡眠○×クイズを用いている。図 14－1 に授業の流れについて示す。まず，睡眠に関する知識を与えていない状態で，睡眠○×ク

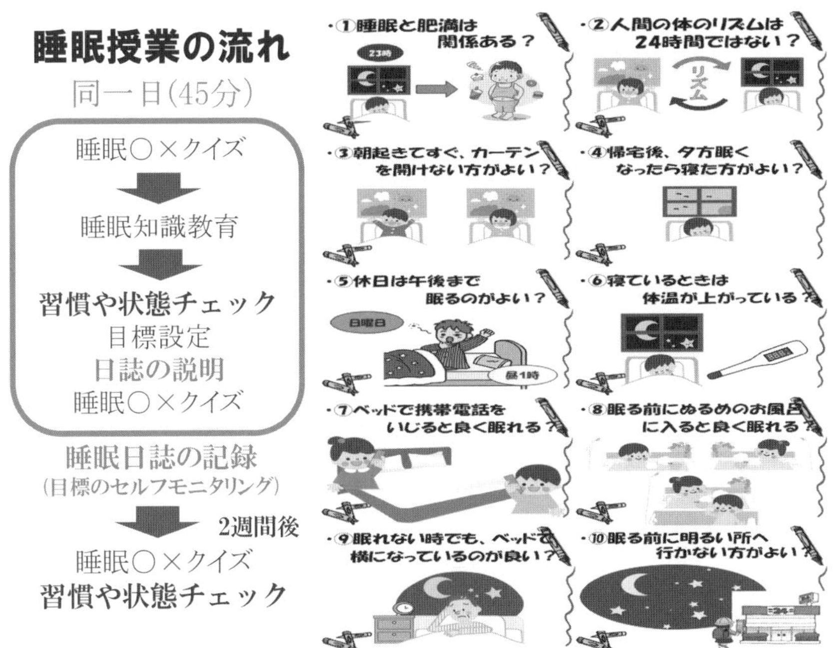

図 14-1　授業の流れと睡眠○×クイズ（中学生）（田中，2020）
睡眠○×クイズは，睡眠の仕組みや改善法につながる知識から構成

イズ（図14－1右）を交えて，約20分の睡眠に関する講義を行う。次に，15分程度，睡眠と日中の状態調査票や生活リズムチェック（表14－1）を実施しその後，睡眠日誌の記入方法を10分程度で指導する。最後に，睡眠の知識教育の効果を確認するために，講義後も睡眠○×クイズを実施し，その後，生徒は2週間，目標を実施し，睡眠日誌に記録するよう指導する。

2週間後，最初と同様の○×クイズ，調査票や生活リズムチェックを実施し効果を評価する。授業で，知識教育と生活リズム健康法（生活リズムチェック，目標設定，睡眠日誌と目標行動の達成度の有無の記入）の指導を行うことにより，1）就床時刻や入眠潜時が早まること，2）平日と休日の就床時刻の差が短縮すること，3）寝起きの気分や日中の眠気も改善することが報告されている。

（2） 睡眠知識○×クイズ（睡眠の仕組みや改善法）のポイント

図14－2は，○×クイズを用いた授業で，睡眠の仕組みや改善法を生徒や養育者に伝えるときに用いているものの一部である。特に重要なクイズの解説を以下，話口調で示す。○の中の数字はクイズの番号を示している。

③まぶしいので，朝起きてすぐにカーテンを開けない方が良い？

太陽の光を浴びることで，脳にある時計，身体のリズムが調節されます。特に午前中はなるべく太陽の光を浴びて，朝起きたらカーテンを開けましょう。また，朝ご飯をたべることで，腹時計がセットされます。朝起きたら，太陽の光の入る明るいところ（窓際1m以内）で，朝食をとり，生体リズムを整えましょう（図14－2左上）。

⑤眠りが足りなかった時は，休日に午後まで眠るのが良い？

普段の寝不足を解消するために，朝遅くまで寝ていると身体のリズムを狂わせる原因となります。夜の寝つきも遅くなり，月曜日は，寝不足で体調もよくありません。休日もいったん平日と同じような時間に起き(難しい場合は，平日との差2時間以内にとどめましょう)，太陽の光の入る明るいところ（窓際1m以内）で，しっかり噛んで朝食をとりましょう。昼間眠い時は短い昼寝をすると良いでしょう。リズムを狂わさずに，睡眠の不足を補うことがポイントです（図14－2右上)。

⑥寝ているときは体温が上がっている？

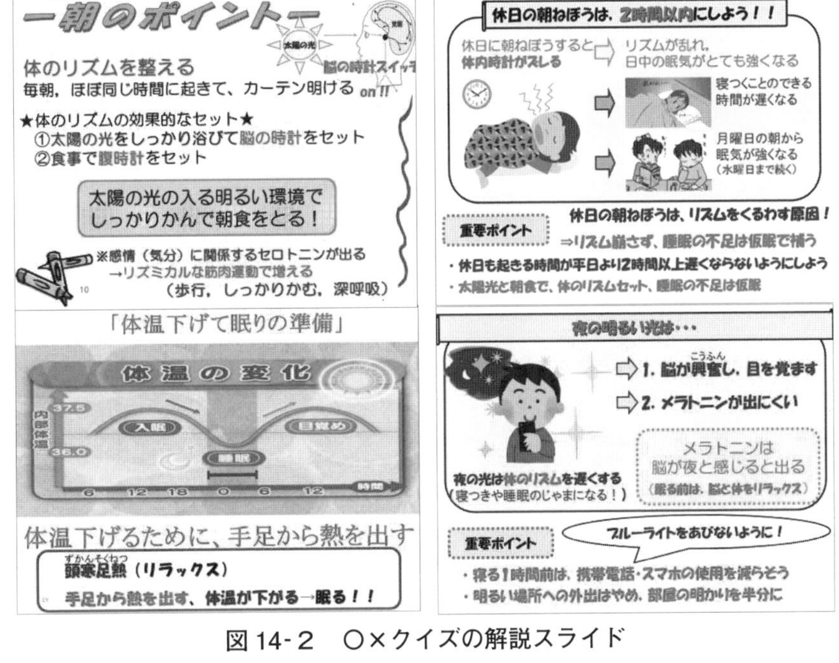

図14-2　○×クイズの解説スライド

人は深部体温が下がるとともに眠ります。体温の下降をスムーズにするために，眠る前からリラックスをこころがけましょう。リラックスしていると手足が暖かくなって（頭寒足熱），手足から身体の中の熱を外に出しやすくなるので，身体の奥の体温が下がりやすくなります。寝苦しい夏は，風通しを良くすることや頭を冷やす工夫も効果的です。頭寒足熱，言い換えれば，脳が興奮していなくて，手足の血行が良いことが，入眠には大切です（図 14－2 左下）。

⑩寝る前は，コンビニなど明るいところへ行かない方が良い？

眠る前に明るいところへ行ったり，寝る直前まで強い光を浴びていると，脳が興奮し眠りにくくなります。また，明るすぎると，脳がまだ夜ではないと勘違いし，メラトニンも出にくくなります。パソコン，スマートフォンやゲーム機など画面には，ブルーライトという青くて強い光が含まれているものもあります。寝る前に強い光を浴びると，睡眠を促すメラトニンというホルモンが出にくくなり，体内時計のリズムが後ろにずれてなかなか眠りにくくなります。寝る 1 時間前には部屋の明かりを半分に落としたり，間接照明に切り替えるなど工夫をして，よい眠りを得るための準備をしましょう（図 14－2 右下）。

その他の解説は参考文献を参照されたい。学校での睡眠教育においては，特に（1）朝は太陽の光をしっかり浴び，朝食をきちんと摂って，生体リズムを整える，（2）授業の合間，あるいは昼休みを利用して短時間の仮眠をとる，（3）帰宅後，夕方以降の仮眠を慎む，（4）就床前は，脳と心身をリラックスさせるということを重点的に指導することが大切である。

(3) 睡眠授業での生活リズム健康法（生活リズムチェック，目標設定の重要性）

さらに，睡眠授業では，知識教育（○×）クイズの後に，睡眠に重要な行動（睡眠促進行動）を喚起し，習慣化するために，生活リズム健康法（生活リズムチェック；表14-1）を取り入れている。生活リズムチェックや睡眠日誌（図14-3）の活用は，自分の生活リズムや睡眠状態の変化を把握するためにも効果的である。チェックリストの活用方法についてであるが，まず，表14-1の中で，すでに出来ている項目には○，出来ていないが頑張れそうな項目には△，頑張っても出来そうにない項目には×で回答してもらう。頑張れそうな項目（△）が指導のポイント

表14-1　生活リズムチェック（中学生）（田中，2013）

まず，出来ている項目には○，出来ていないが頑張れそうな項目には△，頑張っても出来そうにない項目には×で回答してもらう。

次のことで，すでにできていることには○，
頑張れば出来そうなことには△，できそうもないものには×

1.【　　】毎朝，ほぼ決まった時間に起きる
2.【　　】朝，起きたら太陽の光をしっかり浴びる
3.【　　】朝食をきそく正しく毎日とる
4.【　　】帰宅後は，夕方以降の居眠り（仮眠）をしない
5.【　　】夕食後以降，お茶，コーヒー等カフェインはさける
6.【　　】夕食後に夜食をとらない
7.【　　】ぬるめのお風呂にゆっくりつかる
8.【　　】午前0時までに寝床（ふとん）に入る
9.【　　】寝る前は，脳と体がリラックスできるよう心がける
10.【　　】休日も起床時刻が平日と2時間以上ずれないようにする

＊頑張れば出来そうなこと△の中から，
改善してみようと思う目標の番号を1つ選ぼう！　　目標（　　）

となる。×を○に変えようとすると目標が高すぎて，途中で挫折してしまう可能性があるため，出来ていないが頑張れそうな項目（△）を目標とする。さらに睡眠日誌（図 14－3）を用いて，日々の目標達成の有無や就床・起床時刻の記入を２週間行う。選択させる目標行動数は，高校生以上は３つ，中学生や小学生は１つ程度が望ましい。小学生用の生活リズムチェックと○×クイズを表 14－2 に示す。

自分が改善目標として選択した，出来ていないが頑張れそうな項目（△）を１つでも改善させることで，睡眠悪化の悪循環から抜け出すための糸口になる。そして，生徒の些細な行動変容も成功体験として賞賛し，達成感を持たせるなど，継続させることが大切である。また，習慣がひとつ改善されると他の習慣も連動して改善されやすくなる。根気強

睡眠シート　（　）年（　）組（　）番（　　　　　）　保護者サイン：

○：できた　△：だいたいできた　×：できなかった

	日付（曜日）	昨日寝た時刻	今朝起きた時刻	実際の睡眠時間	昨日 8 9 10 11 12 13 14 15 16 17 18 19 20 21 22 23	今日 24 1 2 3 4 5 6 7 8	目標	寝付きの満足度	寝起きの気分	睡眠の満足度
例	8月5日（日）	23:00	7:00	8:00	○　○	○ ☆	○	80点	62点	78点
練習	8月6日（月）							点	点	点
1日目	8月7日（火）							点	点	点
2日目	8月8日（水）							点	点	点
3日目	8月9日（木）							点	点	点
4日目	8月10日（金）							点	点	点
5日目	8月11日（土）							点	点	点
6日目	8月12日（日）							点	点	点
7日目	8月13日（月）							点	点	点

【記入例】

眠っていた
眠っていた時間をぬりつぶす
昼寝もぬること

○ ☆
食事　排便
食事，排便の時刻に印をつける

眠気があった
眠たかった時間は，
ななめ線をひく

図 14-３　睡眠日誌（中学生版）（田中，2020）

表 14-2　小学生用の○×クイズと生活リズムチェック（田中，2020）

●生活リズムのチェック！

小学生対象

年（男子・女子）　　　組　　　番

「できていることには○」、「できていないけれど、がんばれそうなことには△」「できそうにないことは×」をつけましょう。

番号	生活リズムのチェック	チェックしてみよう		
1	毎朝、ほぼ決まった時間に起きる	○	△	×
2	朝起きたら、太陽の光をあびる	○	△	×
3	朝ごはんを毎日、きちんと食べる	○	△	×
4	学校から帰って、夕方、ねない	○	△	×
5	休みの日に、朝ねぼうしない	○	△	×
6	ねむる前に、コンビニなど明るいところに行かない	○	△	×
7	ねむる前に、テレビやビデオを見ない	○	△	×
8	ねむる前に、ゲームをしない	○	△	×
9	毎ばん、ほぼ決まった時間にねる	○	△	×
10	毎日、よく体を動かす、運動する	○	△	×

△の中から、がんばってみようと思うことを1つ選んで、番号を書いてください　［　　　番］

★○×クイズ！★

正しいと思うものには○、ちがうと思うものには×をつけてください。

①　（　　）はやね、はや起き、朝ごはんは、頭や体によい？
②　（　　）朝ごはんや、朝うんちは、元気のもと？
③　（　　）しっかりねないとドジったり、ケガしやすくなる？
④　（　　）しっかりねないと頭がボーっとする？
⑤　（　　）しっかりねないと太る？
⑥　（　　）人間の体にはリズムがある？
⑦　（　　）朝、太陽の光をあびるとよい？
⑧　（　　）学校から帰って、夕方、ねむくなったらねたほうがよい？
⑨　（　　）ねむりがたりなかったときは、休みの日は昼までねむるのがよい？
⑩　（　　）ねる前はコンビニなど、明るいところへ行かないほうがよい？

アンケートへのご協力、ありがとうございました。

く続けると睡眠悪化の悪循環も好循環に変わり，睡眠や日中の状態の改善につながり，さらに，自分で改善できたことや賞賛が自信や自己評価を高める。詳細は後述するが，各世代ごとの生活リズムチェックも作成されており，その人の睡眠促進行動の実践状況の把握および実践可能な目標設定が容易になるよう工夫している。

(4) アクティブ・ラーニング，アンガーマネジメント

最近では，上記，筆者らの睡眠授業の内容をさらに発展させ，授業にアクティブ・ラーニングとアンガーマネジメントを導入している。豪雨

メディア
Aくんは最近、ゲームに夢中。
寝る前につい、ゲームをしてしまいます。
熱中しすぎて、時間を忘れることもしばしば。
光
頭ぼーっとするし、
やる気でないなぁ
学校めんど…
朝はまぶしいので、部屋のカーテンを
開けないようにしています。
また休日には、お昼まで寝て、平日の睡眠不足を
カバーしているようです。
居眠り
眠い。もう無理…
授業中は眠くてしかたがありません。
集中できず、内容が頭に入ってきません。
午後の授業は居眠りしてしまいました。
なんかイライラする！！
イライラ
宿題めんど
最近は何に対してもやる気が起きず、
イライラすることが多いAくん

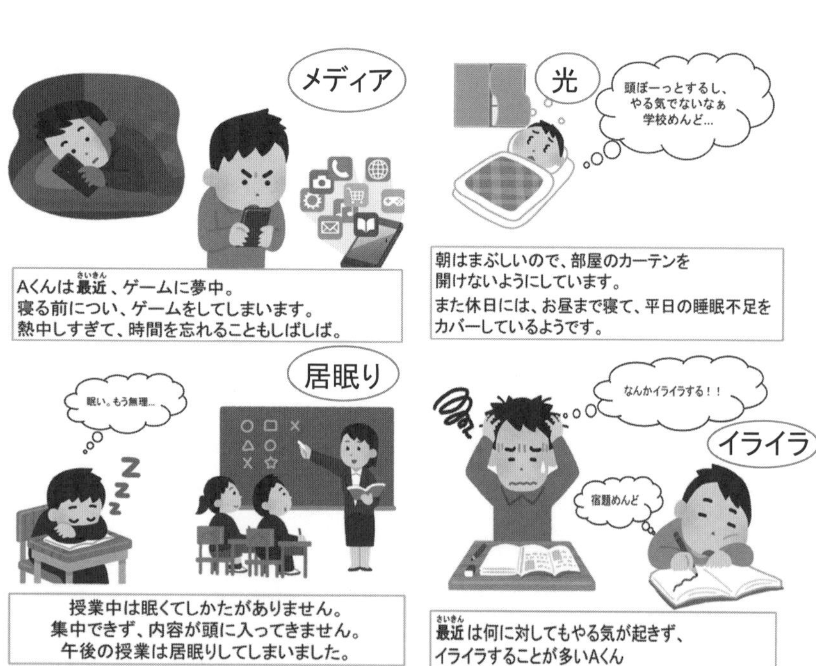

図 14-4　アクティブ・ラーニングの教材スライド（田中，2020）

災害後の中学校において，アクティブ・ラーニング（図 14 - 4）を取り入れた睡眠授業が中学生の睡眠習慣や自尊感情に与える効果について検討した結果，生活リズムの規則性が改善し，豪雨災害後の自尊感情の低下抑制にも有効であることが示唆された。また，睡眠教育にアンガーマネジメントを導入することで，イライラ感の軽減も可能である。睡眠教育 2 週間後でイライラ感が有意に低下し，その効果は 4 週間後でも維持されていた。

(5) 睡眠教育の方法を工夫

子どもの年齢により睡眠教育の方法を工夫することも大切である。小学校低学年では睡眠に関する知識教育を丁寧に行い，目標行動の実践を促すのみの方が睡眠や日中の眠気などの改善に有効であること，一方，小学校高学年，中高校生，大学生では，睡眠に関する知識教育に，目標行動の実践とセルフモニタリングを併せて指導を行う方が夜型化の防止やイライラ感の軽減に有効であること，また，「毎朝，ほぼ決まった時間に起きる」「眠る前に，テレビやビデオを見ない」「学校から帰って，夕方寝ない」という行動を実践できていると，就床時刻が改善，睡眠時間が増加すること，さらに，就床時刻の改善や睡眠時間の増加はイライラ感の軽減に有効であることが指摘されている。

3. 地域住民における快眠，ストレス緩和に向けた習慣づくり

(1) 睡眠改善による脳と心身健康の増進

高齢者の睡眠の悪化の要因として，同調因子の減弱や同調因子を受容する能力の低下，生体時計そのものの機能低下等があるが，日中の適正な覚醒維持機能の低下，特に，夕方以降の居眠りも高齢者の睡眠を阻害

する大きな要因である。以下に，日中の適正な覚醒維持技術，生活リズム調整技術を用いた睡眠健康教室について紹介する。不眠で悩む高齢者を対象に，昼食後の 30 分の昼寝および夕方の軽運動：福寿体操の習慣づけ指導（睡眠健康教室）を 4 週間，週 3 回，短期集中的に行うと，覚醒の質が向上し，夕方から就床前にかけての居眠りの減少がみられ，夜間睡眠や精神健康や脳機能が改善することが報告されている（図 14-5）。睡眠が改善したメカニズムのポイントは，日中の適正な覚醒維持，夕方から就床前にかけての居眠り防止である。深部体温が最も高くなる夕方の時間帯は，筋力や運動能力のサーカディアンリズムの頂点位相に相当するため，身体への負担も少なく，運動を行うのに効果的である。30 分程度の短い昼寝と夕方の軽運動を取り入れることによって，夕方から就床前までの居眠り（問題行動）が減り，夜間の良質な睡眠を促し

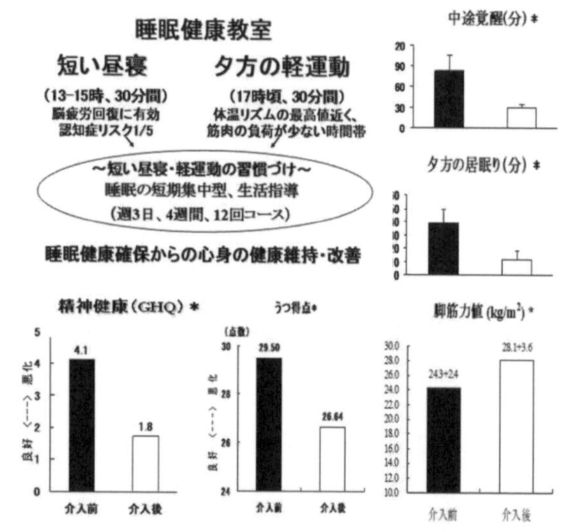

図 14-5　短時間昼寝および夕方の軽運動の効果と睡眠改善のメカニズム（田中，2020）

(状態の改善)，翌日の生活の質も向上するという良い循環を形成したと推察できる。さらに，昼寝や運動を日々同じ時間帯に行うことでリズム調整にも寄与しているものと考えられる。また，睡眠改善に伴い，日中の覚醒度や注意力，柔軟性やバランス感覚，脚筋力も改善した。4年間で医療費を70%に減少させたこの成果は，高齢者のQOLやADLの向上につながるものと考えられる。

認知症高齢者の睡眠マネジメントにも，短い昼寝，日中の覚醒維持，生活リズム調整技術が活用されている。認知症高齢者に，午前9時半からの散歩，日光浴，昼食後の30分の短い昼寝，17時からレクリエーションを施設で毎日実施すると20回程度あった夜間コールが1ヵ月後には8回，2ヵ月後には6回に減少した事例もある（図14-6)。

(2) 地域での睡眠教育の様々な展開

1）短期集中型の睡眠健康教室

日中の適正な覚醒の確保に着目した睡眠指導（快眠ミニ・デイサービス）は高齢者の閉じこもり，うつ対策，認知症予防としても有効である。

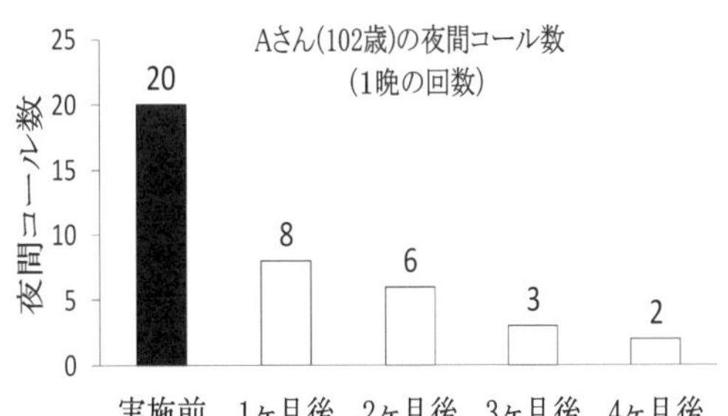

図14-6　施設高齢者への睡眠マネジメントの効果（田中，2020）

短い昼寝や夕方の軽運動の指導に加えて「笑い」の要素を加えたり，レクリエーションを採用している地域もある。教室の終了1ヵ月後（開始後2ヵ月後），7ヵ月後の追跡調査でも大半の参加者に効果や習慣行動が維持されていたことも確認されている。自分で対処スキルを習得したことで，不眠再発の予防にもつながると考えられる。教室の期間としては，生体リズムの観点から最低でも2週間は必要であるが，この技法は病院，リハビリ施設，包括支援センターの事業等にも応用可能と思われる。

2）睡眠の自己調整法（生活リズム健康法）の活用

一方，時間に余裕のない人や人と交わることを好まない人に対しては，自己調整法のみでも一定の効果がある。睡眠維持・改善のためには，人間本来の体にあったライフスタイルを見直し，日常生活レベルで実施可能なライフスタイルや環境の調整が重要な意味を持つといえる。睡眠教育のポイントはライフスタイルの改善と睡眠環境の調整であるが，(1) 概日リズムの規則性の確保，(2) 日中や就床前の良好な覚醒状態の確保，(3) 睡眠環境の整備，(4) 就床前のリラックスと睡眠への脳の準備が重要であることを理解してもらうことが大切である。これらのポイントをふまえつつ，睡眠改善のためのツールとして，具体的なメニューを提示したものが，以下の生活リズム健康法である。

筆者らはチェックリスト（表14－3），教材や睡眠日誌を用いて，1ヵ月間の自己調整法（生活リズム健康法）を指導している。4週間実施すると中途覚醒が有意に減少し，精神健康も有意に改善した。さらに，2週間の自己調整法でも精神健康が有意に改善し，アクチグラフィも入眠潜時や中途覚醒時間が有意に減少した。この生活リズム健康法では，具体的な愁訴と対応させて，実行可能な目標を選ぶことが大切である。

表14-3　生活リズム健康法（熟年版）（田中，2020）

生活リズム健康法

—日常生活に取り入れよう—
熟年用

①あなたの習慣をチエックしましょう！

＊(　)の中に、既に出来ていることには○、頑張れば出来そうなことには△、できそうにないものには×をつけてください。

1.(　)毎朝ほぼ決まった時間に起きる
2.(　)朝食は、良く噛みながら毎朝食べる
3.(　)午前中に太陽の光をしっかりと浴びる
4.(　)日中はできるだけ人と会う
5.(　)日中はたくさん歩いて活動的に過ごす
6.(　)趣味などを楽しむ
7.(　)日中は、太陽の光にあたる
8.(　)昼食後から午後3時の間で、30分以内の昼寝
9.(　)夕方に軽い運動や、体操や散歩をする
10.(　)夕方以降は居眠りをしない
11.(　)夕食以降、コーヒー、お茶等を飲まない
12.(　)寝床につく1時間前はタバコを吸わない
13.(　)床に入る1時間前には部屋の明かりを少し落とす
14.(　)ぬるめのお風呂にゆっくりつかる
15.(　)寝床でテレビを見たり、仕事をしない
16.(　)寝室は静かで適温にする
17.(　)寝る前に、リラックス体操（腹式呼吸）を行う
18.(　)眠るために、お酒を飲まない
19.(　)寝床で悩み事をしない
20.(　)眠くなってから寝床に入る
21.(　)8時間睡眠にこだわらず、自分にあった睡眠時間を規則的に守る
22.(　)睡眠時間帯が不規則にならないようにする
23.(　)たくさん文字を書き、新聞や雑誌など、読み物を音読する
24.(　)1日1回は腹の底から笑うようにする
25.(　)いつもと違う道を通ったり、料理を作るなど、新しい事に挑戦する

☆チェックの結果は、いかがでしたか。
無理のない範囲で、少しづつ○を増やし、△や × が減るような生活習慣に変えていきましょう！

②あなたの睡眠の満足度を確認しましょう。次の質問に100点満点でお答えください。

1）寝つきの満足度は……………　　　点
2）熟睡の満足度は……………　　　点
3）日中のすっきり度（疲労・眠気）は……………　　　点

良いほうが100点で記入

☆生活習慣の改善と合わせて、満足度がどう変化しているかについて時々振り返りましょう！

◎生活改善のために～あなたの行動改善の目標を決めましょう。

①のチエックリストで、△（頑張れば出来そうなこと）の中から3つほど、自分で改善しようと思う目標を選び、番号で記入してください。

☆目標1　　　☆目標2　　　☆目標3

☆生活の中で実践できそうなものを選び日誌やカレンダーに達成できたか記録（○、×）しましょう！

表 14-4　生活リズム健康法（成人版）（田中，2020）

生活リズム健康法　―日常生活に取り入れよう―

①あなたの習慣をチェックしましょう！

＊（　）の中に、既に出来ていることには○、頑張れば出来そうなことには△、できそうにないものには×をつけてください。

1.（　）毎朝（平日、休日ともに）、ほぼ決まった時間に起きる
2.（　）朝食を規則正しく毎日摂る（特に、朝食はきちんと食べる）
3.（　）朝起きたら太陽の光をしっかり浴びる
4.（　）ほぼ毎日朝食で乳製品 or バナナ or 納豆を摂る
5.（　）ほぼ毎日朝食で海苔 or 魚類 or 肉類を食べる
6.（　）日中はできるだけ人と接し、活動的に過ごす
7.（　）昼の15～20分の仮眠を行う
8.（　）帰宅後（15時以降）は仮眠をとらない
9.（　）夜に30分程度の運動をする（就床２時間前までに終わらせる）
10.（　）就寝２時間前までには夕食を済ます
11.（　）夕食後以降、コーヒー、お茶などのカフェインの摂取を避ける
12.（　）就床２時間前以降、コンビニやカラオケボックスなどの明るいところへ外出しない
13.（　）ぬるめのお風呂（38～41℃）にゆっくりつかる
14.（　）長時間のテレビ視聴や、パソコンの使用は避ける
15.（　）寝床でテレビを見たり勉強・読書をしない
16.（　）寝床に入る１時間前はタバコを吸わない
17.（　）寝床に入る１時間前には部屋の明かりを少し落とす
18.（　）眠たくなってから寝床に入る
19.（　）寝室は静かで適温にする
20.（　）寝る前に脳と体がリラックス（音楽鑑賞・読書・ストレッチ）できるように心がける
21.（　）寝る目的での飲酒を避ける
22.（　）寝床で悩み事をしない
23.（　）眠るときは携帯電話を枕元から離れたところに置く
24.（　）午前０時までには就寝する
25.（　）睡眠時間が不規則にならないようにする
26.（　）ひとりで悩み事を抱え込まず、誰かに相談する
27.（　）趣味の時間をつくり、気分転換をはかる
28.（　）今までに経験したことのないスポーツを始めるなど、新しいことに挑戦する
29.（　）目標を立てる時は、できそうなことから始める
30.（　）「何事も完璧にしなければならない」と考えず、「８割方できたら上出来だ」と考えるようにする

☆チェックの結果は、いかがでしたか。
無理のない範囲で、少しづつ○を増やし、△や×が減るような生活習慣に変えていきましょう！

②あなたの睡眠の満足度を確認しましょう。次の質問に100点満点でお答えください。

１）寝つきの満足度は…………　　　点
２）熟睡の満足度は…………　　　点
３）日中のすっきり度（疲労・眠気）は…………　　　点

良いほうが100点で記入

☆生活習慣の改善と合わせて、満足度がどう変化しているかについて時々振り返りましょう！

◎生活改善のために～あなたの行動改善の目標を決めましょう。

①のチエックリストで、△（頑張れば出来そうなこと）の中から３つほど、自分で改善しようと思う目標を選び、番号で記入してください。

☆目標１　　　　☆目標２　　　　☆目標３

☆生活の中で実践できそうなものを選び日誌やカレンダーに達成できたか記録（○、×）しましょう！

3）生活リズム健康法を日々の生活に取り入れる

表14-4は，日常生活内に取り込み，継続することで睡眠健康増進に有効な生活習慣（生活リズム健康法）を示している。認知行動的介入技法のエッセンスが日常の生活の中で実践できるよう簡便な形で表現されている。まず，できている習慣行動には○，できていないが頑張れそうなものには△，頑張ってもできそうにないものには×で回答してもらう。頑張れそうな項目（△）が指導のポイントとなる。×を○に変えようとすると目標が高すぎて，途中で挫折してしまう可能性があるため，△をつけた項目の中から，本人が実行可能な目標行動を3つ程度選択してもらう。一つでも問題習慣が変われば，それが，突破口となり，他の習慣も徐々に変わり，悪循環から少しずつ抜け出すことができる。生活リズム健康法（習慣チェック）は，小学生版，中学生版，高校生・大学生版，熟年版，周産期版，交代勤務者版などがあり，対象の睡眠関連問題に対応したメニュー項目で構成されており，英語版についても紹介されている。各世代共通して，セルフマネジメント力の向上も目指している。生活リズム健康法（睡眠知識教育と自己調整を組み合わせ認知と行動の変容を促す方法）には，リスト項目の中から，実行可能な目標行動を1～3つ選択し，2週間～1ヵ月目標行動を実践する方法と，さらに睡眠日誌の記載を求める方法がある。生活リズム健康法を行う前に，以下のポイントに触れておくと，指導も円滑に進みやすい。

（3）快眠のための1日の過ごし方と睡眠環境の工夫

1）朝起きてからの過ごし方

朝起きてからの過ごし方のポイントは，サーカディアンリズムの規則性の確保である。太陽の光で脳の生体時計を，食事で腹時計をリセットすることで，体内のその他の生体時計も同調しやすくなる。部屋の窓際

1m 以内であれば，外でなくとも光の効果はある。一方，光は，浴びるタイミングで効果が異なる。日中の光はリズムのメリハリ強化や覚醒維持に有効だが，早朝の光は，睡眠相を前進させ，夕方の光は睡眠相を後退させる。極端な早寝早起きの高齢者は，夕方に光を浴びるのが効果的であることなども伝え，早朝，庭仕事をするときはサングラスなどかけたり，寝室に遮光カーテンをかける工夫なども具体的に提示することが必要である。

2）日中の過ごし方

日中，夕方の過ごし方のポイントは，日中の良好な覚醒状態の確保，活動のメリハリである。活動のメリハリが低下しがちで，夜間の睡眠が悪化している高齢者に対しては，短い昼寝をとることで，午後の活動性を高め，夕方以降の居眠りを減らすことが重要である。昼食後は，短い昼寝（昼食後～3時の間で 30 分程度の昼寝）をとるのがポイントで，長く寝てしまいそうな不安があるときは，ソファやイスにもたれて眠ることで，深く眠ることを避けられる。また，昼寝前にお茶やカフェインの入った飲料を飲むのも有効である。カフェインは，飲んで 15 ～ 30 分後くらいから効き始め，昼寝が終わる頃にちょうど効いてくるので，昼寝からすっきり目覚められる。また，午前 10 時～ 12 時，午後 2 時～ 4 時の 4 時間，4 週間程度 2,500 ルクスの光照射を行うことで，メラトニン分泌が若年者の水準まで上昇し不眠も改善する。このことは，日中に十分な量の光を浴びることで，高齢であってもメラトニン分泌が増加すること，つまり，リズムのメリハリがつくことを示している。

3）夕食後から就床前の過ごし方

夕食後から就床前の過ごし方のポイントは，就床前のリラックスと睡眠への脳の準備である。夕食以降の居眠りや仮眠は避けることが重要である。円滑な入眠や熟眠の条件としては，1）深部体温の下降，2）手足，末梢からの熱放散，3）脳の興奮を鎮めることが重要である。例えば，就床前の熱い風呂，食事，激しい運動など体温が上がるような行動は望ましくない。また，就床前の考えごと，明かるすぎる光環境も望ましくない。脳の興奮が高まり，寝つきや睡眠を悪化させる。寝る1時間前は，部屋の明かりを少し落としたり，間接照明に切り替えることも重要である。

(4) 講演会を活用した睡眠教育

講演では知識教育が中心となる場合が多い。この問題を解決するツールとして，筆者らは上記の生活リズム健康法（睡眠の自己調整法）を活用している。講演においても睡眠への意識啓発や習慣改善を図ることは大切である。筆者は，睡眠○×クイズを交えながら，睡眠の重要性や睡眠のしくみ，快眠法を中心に講演を行い，自己調整法を指導している。講演で同意の得られた高齢者に対して自己調整法を実施した研究では，睡眠や血圧改善のほか，QOLや自己効力感が向上している。現場の要望によっては様々であるが，知識獲得，認知や習慣の修正，維持，質の改善へと良い循環（知識⇒習慣⇒質改善）を形成するきっかけ，糸口といった点では共通している。

(5) 睡眠改善を切り口にした心身の健康づくり――睡眠教室と生活リズム健康法

筆者らは睡眠改善を切り口にした心身の健康づくりとして，睡眠講演や睡眠相談，睡眠改善教室を開催している。睡眠教室（週1回4週間）では睡眠とストレス対処の知識と実技，合わせて自己調整法（目標行動の選択，睡眠日誌を用いたセルフモニタリング）を行っている。教室（90分）は，1回目は講義（睡眠），グループワーク（group work：GW，不眠の悩み共有），2回目は講義（生活習慣），GW（目標行動の見直し，筋弛緩法），3回目は講義（ストレス），GW（良いところ探し），4回目は講義（快眠と笑い），GW（最近笑ったことの発表）を行い，毎回，講義，GW後に30分間体操を行った（図14－7）。1ヵ月後，睡眠満足度，朝の気分，意欲，食事の味に改善がみられた。さらに睡眠に加え，抑うつ気分，QOL，活動量の改善に効果あることがわかった。教室の内容としては，特に睡眠とストレスについての講義，良いところ探しなどのGWが改善につながったと参加者の多くが感じていた。一方，上記3回までを行った他の市町でも，入眠潜時や中途覚醒時間，睡眠効率に量的な改善がみられ，総睡眠時間が増加した。また，不眠重症度も改善し，

睡眠改善教室の流れ～脳と心の癒し塾～

90分	講義・グループワーク（GW）	体操
1回目	講義「睡眠は脳と心の栄養　生活リズム健康法」	福寿体操
	GW「不眠の悩みの共有，目標行動を決める」	
2回目	講義「快眠のための1日の過ごし方」	福寿体操
	GW「睡眠改善の目標行動についての見直し，筋弛緩法」	
3回目	講義「ストレスと上手につきあうコツ」	福寿体操
	GW「ストレス緩和のポイント・良いとこ探し・ポジティブ思考力」	
4回目	講義「快眠と笑いで健康アップ」	福寿体操
	GW「最近笑った話について発表」	

図14-7　教室スケジュール（田中，2019）

教室（90分）は，1回目は講義（睡眠），GW（不眠の悩み共有），2回目は講義（生活習慣），GW（目標行動の見直し，筋弛緩法），3回目は講義（ストレス），GW（良いところ探し），4回目は講義（快眠と笑い），GW（最近笑ったことの発表）を行い，毎回，講義，GW後に30分間体操を行った。

その効果は終了 8 週後にも維持されていた。さらに，日中の眠気やQOL の改善，歩行数や運動量の増加も確認できた。上記の教室は，認知症予防教室としても活用されている。

今後，より多くの高齢者の睡眠健康の確保・改善のためには，日常生活レベルで実施可能なライフスタイルの改善が重要であり，住民への睡眠教育や睡眠改善技術をもつ人材の育成，在宅介護も見据えた専門職連携，コミュニティ形成が重要な意味を持つだろう。

参考文献

白川修一郎編『睡眠とメンタルヘルス』ゆまに書房（2006）

堀忠雄編著『睡眠心理学』北大路書房（2006）

日本睡眠改善協議会編　『応用講座　睡眠改善学』ゆまに書房（2013）

日本睡眠改善協議会編　『基礎講座　睡眠改善学第 2 版』　ゆまに書房（2019）

田中秀樹・荒川雅志監修『認知症，転倒予防のための快眠術，短い昼寝と夕方の福寿体操のススメ』東京法規出版（2005）

田中秀樹・宮崎総一郎編著　『ストレスチェック時代の睡眠・生活リズム改善実践マニュアル―睡眠は健康寿命延伸へのパスポート―』　全日本病院出版会（2020）

15 睡眠障害の予防に向けて

宮崎 総一郎

《**目標 & ポイント**》 健康の維持増進の基盤となる睡眠について，より良い睡眠を得るために「睡眠障害対処 12 の指針」を取り上げ，睡眠障害の予防についてのまとめとする。また，睡眠にかかわる今日的動向について紹介し，睡眠教育の充実に向けて考える。

《**キーワード**》 睡眠障害対処 12 の指針，「早寝早起き朝ごはん」運動，睡眠の日，睡眠健康週間，睡眠教育

1. 睡眠障害の予防に向けて

(1) 睡眠障害対処 12 の指針の経緯

厚生労働省の精神・神経疾患研究委託費において，1999 年から 2001 年にかけ，「睡眠障害の診断・治療ガイドライン作成とその実証的研究班（主任研究者：内山真，国立精神・神経医療研究センター）」が組織され，睡眠の課題への取り組みがなされた。その研究成果が，2002 年に「睡眠障害の対応と治療ガイドライン」として刊行され，睡眠障害を専門としていない医師，医療機関で働く看護師，臨床検査技師および薬剤師，地域医療および職域医療にかかわる保健師に対し，睡眠および睡眠障害の最新の知見を最大限もらさずに提供するという目的で編集されている。2014 年には改訂されたが，ここではオリジナルの指針を説明する。参考資料として，表 15－1 に「健康づくりのための睡眠指針 2014」を提示する。

この総論の最初の章に「睡眠障害の診断・治療ガイドライン」があり，ここでは睡眠医学の最新の知見が 12 項目にして簡潔にまとめられている。これら 12 項目は，実際の生活において十分に実行が可能であり，自らの体験に照らしてもなるほどと納得できる事柄が多くみられる。これらの項目は「睡眠障害対処 12 の指針」として，医療や保健現場での指導はもとより，教職員向けあるいは市民向けの講演会等で広く活用されている。

（2） 睡眠障害対処 12 の指針の概要

「睡眠障害の診断・治療ガイドライン」の文中における参照頁とその項目については省略したが，原文をできるだけ損なわないように留意した。これら 12 の指針のポイントについては，図 15－1 ～図 15－6 に示

表 15- 1　「健康づくりのための睡眠指針 2014」（厚生労働省）

健康づくりのための睡眠指針 2014（～睡眠 12 箇条～）

1. 良い睡眠で，からだもこころも健康に。
2. 適度な運動，しっかり朝食，ねむりとめざめのメリハリを。
3. 良い睡眠は，生活習慣病予防につながります。
4. 睡眠による休養感は，こころの健康に重要です。
5. 年齢や季節に応じて，ひるまの眠気で困らない程度の睡眠を。
6. 良い睡眠のためには，環境づくりも重要です。
7. 若年世代は夜更かし避けて，体内時計のリズムを保つ。
8. 勤労世代の疲労回復・能率アップに，毎日十分な睡眠を。
9. 熟年世代は朝晩メリハリ，ひるまに適度な運動で良い睡眠。
10. 眠くなってから寝床に入り，起きる時刻は遅らせない。
11. いつもと違う睡眠には，要注意。
12. 眠れない，その苦しみをかかえずに，専門家に相談を。

しているとおりである。

☆指針 1：睡眠時間は人それぞれ，日中の眠気で困らなければ十分

実際に「何時間眠れたら健康か」という問いに答えを出すのは難しい。日中しっかり覚醒して過ごせるかどうかを睡眠充足の目安として，睡眠時間自体にあまりこだわらないことが重要である。必要な睡眠時間は個人で異なり，長ければ長いほどよいわけではない。米国の大規模調査では，7 時間睡眠の人が 8 時間以上の人と比べて寿命が長いという結果がでている（Kripke *et al.*, 2002）。日中の眠気がひどかったり，平日と比べて週末に 2 時間以上長く眠らないといられないようなら，睡眠不足と判断できる。必要以上に長い時間を床に入って過ごすと，かえって睡眠が浅くなり，熟睡感が損なわれる。8 時間睡眠とよくいわれるが，この学

1 睡眠時間は人それぞれ，日中の眠気で困らなければ十分

・睡眠の長い人, 短い人, 季節でも変化, 8 時間にこだわらない
・歳をとると必要な睡眠時間は短くなる

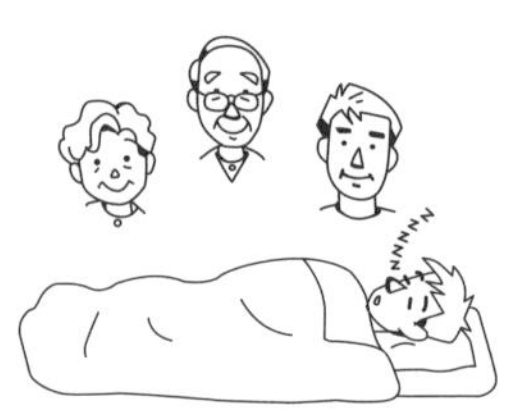

2 刺激物を避け, 眠る前には自分なりのリラックス法

・就床前 4 時間のカフェイン摂取, 就床数時間前の喫煙はさける
・軽い読書, 音楽, ぬるめの入浴, 香り, 筋弛緩トレーニング

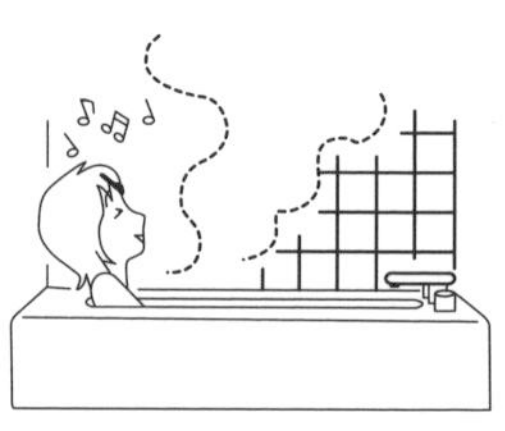

図 15- 1　睡眠障害対処の 12 の指針（指針の 1 と 2）（内山真編, 2002）

問的根拠はない。

日本在住成人の疫学調査では，睡眠時間が 5 時間以上 8 時間未満の人が全体の 86.3% を占め，平均 6.6 時間となっている（健康づくりに関する意識調査報告書，1997）。睡眠が充実していると答えた人では，6 〜 7 時間が 40.0% と最も多く，ついで 7 〜 8 時間の 31.6% となっている。睡眠が充実していないと答えた人では，5 〜 6 時間が 51.1% と最も多く，ついで 6 〜 7 時間の 27.9% である。成人の場合，個人差はあるものの，6 〜 7 時間前後の睡眠時間が睡眠充足の目安となろう。

必要な睡眠時間は発達と加齢の影響を受ける（Roffwarg *et al.*, 1966）。睡眠ポリグラフ記録により実際に眠っている時間を調べると，2 歳頃までは 1 日の半分以上を睡眠が占める。10 歳代になると 8 〜 10 時間となり，成人以降 50 歳代までは 6.5 〜 7.5 時間である。その後，60 歳代以降は実際に眠ることのできる時間がさらに短くなり，70 歳以上では平均 6 時間弱になる。

睡眠時間は生活様式によって影響される。日中活発に過ごした場合，睡眠不足が続いた場合より長い睡眠が必要になる。季節によっても睡眠時間は変化する（Okawa *et al.*, 1996）。秋から冬にかけて日長時間が短くなるにつれ，食欲の増進や活動性の低下などとともに，睡眠時間は長くなる。春から夏にかけては日長時間が長くなると，睡眠時間は短くなる。これらは，日長時間に関連した心身の変化である。

☆指針 2：刺激物を避け，眠る前には自分なりのリラックス法

緊張や強い刺激があると，入眠が妨げられる。スムーズに覚醒から睡眠に移行するためには，緊張や刺激を避けることが必要である。

入床前にリラックスできれば，睡眠に移行しやすくなる。多くのリラックス法が推奨されているが，いずれも直接的に睡眠を誘う効果はなく，入眠を妨げる要因を減らすことによる間接的効果を持つにすぎない。同じリラックス法でも，その時の状況，人それぞれによってかえって緊張が増すことがあるため，個人にあったリラックス法を見つけることが重要である。

カフェインは覚醒作用を持つ代表的な物質であり，日本茶やコーヒー，紅茶，ココアにはもちろんのこと，コーラなどのソフトドリンク，栄養・健康ドリンク剤，チョコレートなどに多く含まれている。よく知られているように，カフェインの覚醒作用は入眠を妨げ，中途覚醒を増加させる。ここで注意すべきことは，カフェインの作用時間である。カフェインの覚醒作用は，摂取後およそ30～40分後に発現し，4～5時間持続する（Zarcone *et al.*, 2000）。寝つきがよくない場合には，就床前4時間のカフェイン摂取を避けるべきである。さらに，カフェインは利尿効果を持つため，尿意で目が覚め，中途覚醒の原因ともなる。

タバコに含まれるニコチンは交感神経系の働きを活発にし，睡眠を障害する。効果は吸入直後に出現し，数時間持続する。リラックスするためにタバコを吸う人が多くいるが，就眠直前のタバコは避けるべきである。

☆指針3：眠たくなってから床に就く，就床時刻にこだわりすぎない

自然に寝つくことのできる時刻は，季節や日中の活動量などにより変化する。これを意志でコントロールすることはできない。最近の研究から，習慣的入眠時刻の2～4時間前の時間帯は1日の中で最も寝つきにくいことがわかっており（Uchiyama *et al.*, 2000），早起きや不眠の解消のために意識的にいつもより早く床に就いても，早く入眠することは困難である。就床時刻はあくまでも目安であり，その日の眠気に応じ，眠くなってから床に就くことが速やかでスムーズな入眠への近道となる

(刺激制御療法：Kim *et al.*, 2000)。

不眠を自覚すると，床にいる時間を長くして不眠をカバーしようと早めに床に就くことがあるが，かえって逆効果となる。床に入って部屋の明かりを暗くすると，感覚刺激が減少するため，ちょっとした物音が気になったり，ささいなことが頭から離れなくなったりして，不安や緊張が強くなる。翌日に早起きしなくてはならない場合や，今夜は眠れるだろうかと心配している場合など，眠ろうとすればするほど，目がさえて眠れなくなってしまう。こうした場合，いったん床を出て，自分なりのリラックス法を実践し，眠気を覚えてから再度入床するようにするとよい。

☆指針 4：同じ時刻に毎日起床

一般的に規則正しい生活は早寝早起きと信じられてきた。しかし，毎朝同じ時刻に起床し，起床後なるべく早く太陽の光を浴びることが，速

3　眠たくなってから床に就く，就床時刻にこだわりすぎない

・眠ろうとする意気込みが頭をさえさせ，寝つきを悪くする

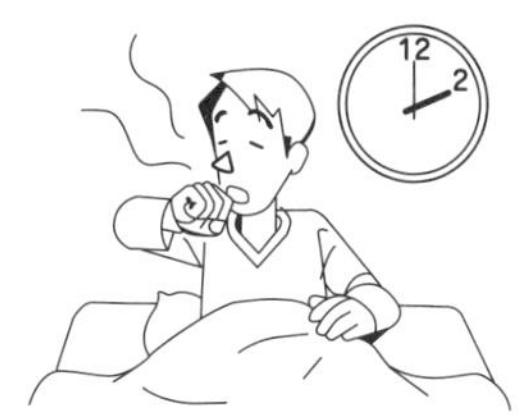

4　同じ時刻に毎日起床

・早寝早起きでなく，早起きが早寝に通じる
・日曜に遅くまで床で過ごすと，月曜の朝がつらくなる

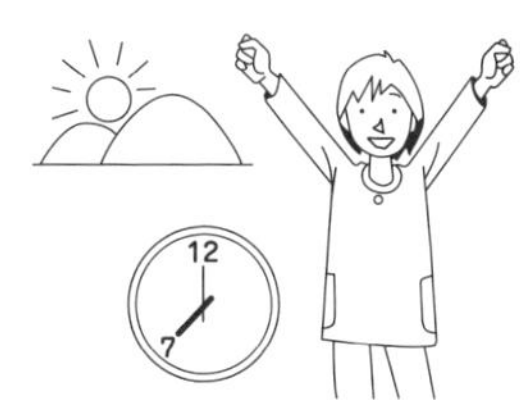

図 15-2　睡眠障害対処の 12 の指針（指針の 3 と 4）（内山真編，2002）

やかで快適な入眠をもたらすことがわかっている。起床後に太陽の光を浴び，体内時計のリズムがリセットされると，そこから約 14 ～ 16 時間後に眠気が出現する。早寝早起きの生活パターンにしたい場合には，早寝から始めるのではなく，早起きして朝の散歩などで太陽の光を浴びることが第一歩である。

週末，少しでも睡眠時間を稼ごうと，朝遅くまで床の中で過ごすと，朝の光を浴びることができないため，その夜はさらに寝つきが遅くなり，月曜日の朝に起床するのがつらくなる。このような場合は，日曜日はいつもと同じ時刻に起床し，朝の光を浴びるようにするとよい。

☆指針 5：光の利用でよい睡眠

起床後，太陽の光を浴びて体内時計のリズムがリセットされると，そこから約 14 ～ 16 時間後に眠気が出現する。光による朝のリセットが行われないと，その夜に寝つくことのできる時刻が約 1 時間遅れる。通常，

5 光の利用でよい睡眠

・目が覚めたら日光を取り入れ，
体内時計をスイッチオン
・夜は明るすぎない照明を

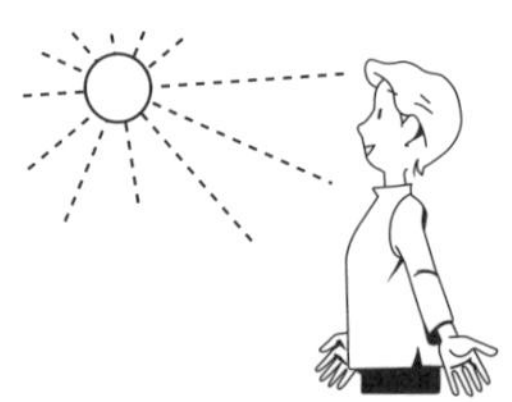

6 規則正しい3度の食事，規則的な運動習慣

・朝食は心と体の目覚めに重要，
夜食はごく軽く
・運動習慣は熟睡を促進

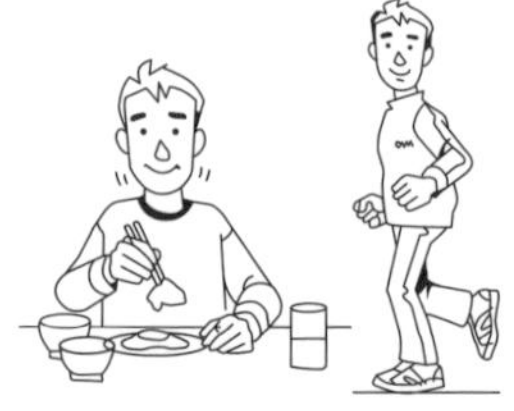

図 15-3　睡眠障害対処の 12 の指針（指針の 5 と 6）（内山真編，2002）

室内の明るさは太陽光の 10 ～ 20 分の 1 程度で，曇りの日でも屋外では室内の 5 ～ 10 倍の明るさがある。このため，起床後 2 時間以上を暗い室内にいると，体内時計のリセットが行われない。体内時計のリズムをきちんとリセットするには，起床後なるべく早く太陽の光を浴びる必要がある。

家の中にいることが多く，太陽光に暴露される時間が少ないと，実質的な日長時間が短くなり，身体が冬のモードになるために睡眠が浅くなり，かつ延長することになる。

日本では，蛍光灯による明るめの室内照明が好まれるが，過度に明るい夜間の室内照明は，体内時計のリズムを遅らせることとなり，自然な入眠時刻が遅れる。

☆指針 6：規則正しい 3 度の食事，規則的な運動習慣

1 日が始まる朝，しっかり食べて栄養を摂取することは，脳へのエネルギー補給となり，体温を高め，活動レベルを高めることに役だっている。規則正しく朝食をとっていると，この 1 時間ほど前から消化器系の活動が活発になり，朝の目覚めを促進する。

夜食を食べ過ぎると，寝つきが悪くなり，夜中に目が覚め，睡眠の質が悪化することがある。食物の消化が終了せず，眠る時間帯に消化器系が活発に活動していると，睡眠が妨げられる。特にタンパク質の多い食物でこの傾向が強く，空腹のために寝つけない場合は，消化のよいものを少量，例えば，牛乳や軽いスナックなどをとるとよい。

昼間の運動が夜間の睡眠を安定させ，睡眠の質を改善することがわかっている。日本で成人を対象にした調査では，運動習慣のある人は不眠になりにくいという結果がでている（Kim *et al.*, 2000）。運動の内容は，30 分程度の散歩・ランニング・水泳・体操・ストレッチなどで，軽く汗ばむ程度がよく，好みや体力に応じて，無理のない，長続きする方法をとり，毎日規則的に行うのが効果的である。

☆指針 7：昼寝をするなら，15 時前の 20 〜 30 分

昼寝は夜の睡眠の質を低下させるといわれてきたが，最近の研究によれば，昼食後から 15 時までの時間帯における 30 分未満の規則正しい昼寝は，夜間の睡眠に悪い影響を与えないだけでなく，日中の眠気を解消し，その後の時間をすっきりと過ごすのに役立っている（Hayashi *et al*., 1999）。午後に一時的に眠くなるのは，体内時計のリズムと関連した，時刻に依存した現象であり，放っておいてもこの時間帯を過ぎると，眠気は消えてくる。つまり，この時間帯をうまくやり過ごすことが重要である。30 分以上の昼寝は，身体と脳を眠る体制にしてしまい，かえって覚醒後にぼんやりして，しっかりと覚醒するのが困難になる。夕食後に居眠りをすると，その後に目がさえてしまい，いつもの就床時刻に眠

7　昼寝をするなら，15時前の20〜30分

・長い昼寝はかえって ぼんやりのもと
・夕方以降の昼寝は夜の睡眠に悪影響

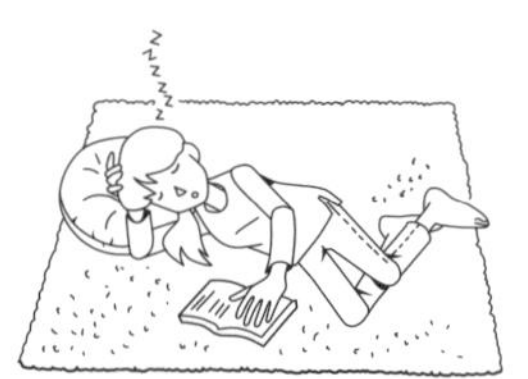

8　眠りが浅いときは，むしろ積極的に遅寝・早起きに

・寝床で長く過ごしすぎると 熟睡感が減る

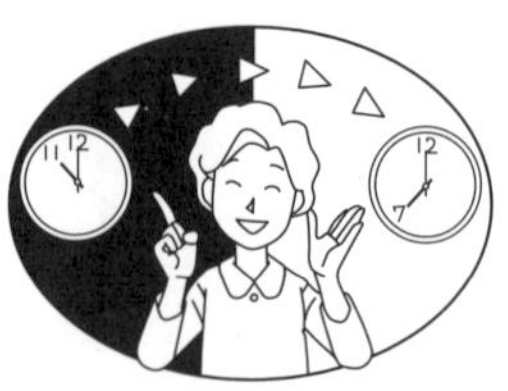

図 15-4　睡眠障害対処の 12 の指針（指針の 7 と 8）（内山真編, 2002）

れなくなることがある。

☆指針 8：眠りが浅いときは，むしろ積極的に遅寝・早起きに

睡眠に対して意識過剰になると，少しでも眠ろうと長く床の中で過ごすようになりがちである。しかし，普段の入眠時刻の 2 ～ 4 時間前が最も寝つきにくい時間帯であることから，早く床に入ってもなかなか寝つけず，よけい不眠を自覚し，不安が増強される。必要以上に長く床の中で過ごすと，かえって睡眠は浅くなり，夜中に目覚めやすくなる。

このような場合，むしろ遅寝，早起きにして臥床時間を減らす。これにより，必要なだけ床の上で過ごすようになるため，熟睡感が増す（睡眠制限療法)。まず 1 ～ 2 週間の睡眠日誌を記録して，実際に眠れている時間の平均（平均睡眠時間）を算出し，床上時間を平均睡眠時間に合わせて制限する。この時の睡眠時間の目標値は，6 ～ 7 時間程度に設定するが，高齢者の場合には 5 ～ 6 時間とやや短めに設定した方がよい。5 日ごとに，床上時間のうちどのくらい実際に眠れたかを評価し，75% 以上睡眠がとれるようになったら，15 分床上時間を延長するという操作を繰り返す。治療法のゴールは，熟睡感が得られ，かつ日中に睡眠不足を感じないところである。多くの場合，「8 時間眠らないといけない」など，睡眠時間そのものにこだわりを持っているため，睡眠に関する理解が前提条件となる。

☆指針 9：睡眠中の激しいいびき・呼吸停止や足のぴくつき・むずむず感は要注意

睡眠と関連して起こる身体の病気により，夜間の不眠，それにより引き起こされる日中の眠気が起こることがある。こうした症状の場合は，睡眠障害の専門的治療が必要である。

睡眠時無呼吸症候群は，激しいいびきと睡眠中の頻回の呼吸停止，呼吸再開に伴う覚醒を繰り返す疾患である。このために深い睡眠を安定してとることができなくなり，夜間の不眠あるいはこれによる日中の過剰な眠気が出現する。中年以降に，特に男性に多くみられる。

むずむず脚症候群は，夜，入床してから数時間にわたって，じっとしていると足がむずむずしたり，ほてったりして，その不快な感覚のために，なかなか寝つけないという状態を呈する。睡眠時周期性四肢運動障害も同様に，夜，入床してから数時間にわたって，下肢が不随意運動により反り返るため，その知覚による刺激で足がぴくんとして目が覚める。足がぴくついたり，むずむずしたり，ほてったりするのは，眠れない結果と考えて，なかなか訴えない場合も多いため，必ず確認すべき兆候である。

9　睡眠中の激しいイビキ・呼吸停止や足のぴくつき・むずむず感は要注意

・背景に睡眠の病気，専門治療が必要

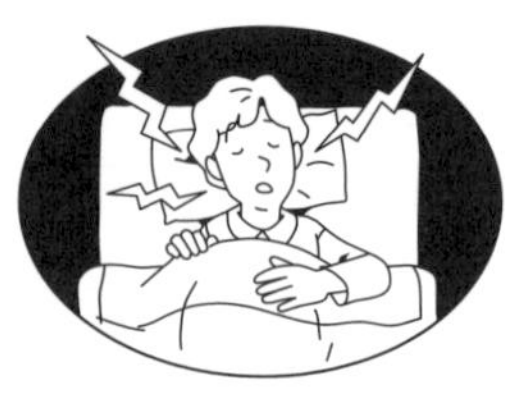

10　十分眠っても日中の眠気が強いときは専門医に

・長時間眠っても日中の眠気で仕事・学業に支障がある場合は専門医に相談
・車の運転に注意

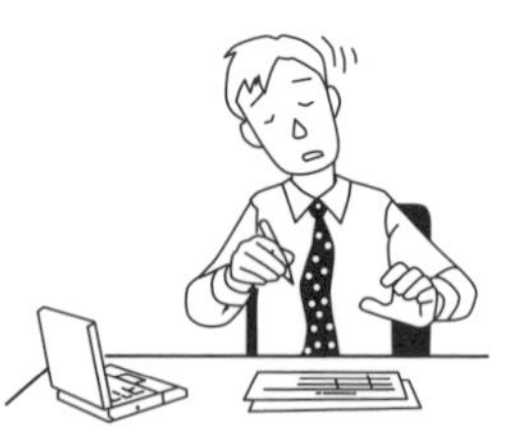

図 15-5　睡眠障害対処の 12 の指針（指針の 9 と 10）（内山真編，2002）

☆指針 10：十分眠っても日中の眠気が強い時は専門医に

巨大な産業事故であるスリーマイル島の事故（1979 年）やチャレンジャー号の爆発事故（1986 年）など，これらは睡眠を切り詰め，非常に眠い状態での作業ミスにより起こったと推測されている。睡眠不足で昼間の眠気が強いと，交通事故のリスクが一般人の倍近くとなる。日本の成人を対象とした調査では，日中の過剰な眠気は成人の 14.9% に認められ，若年者ほど頻度が高くなる（Lie *et al.*, 2000）。これらは，睡眠不足（睡眠の量的低下），睡眠障害（睡眠の質的低下）によるものがほとんどである。しかし，なかにはナルコレプシーに代表される過眠症という病気が隠れている場合がある。十分な睡眠時間をとるようにしても，日中の眠気が改善しない場合には，睡眠障害の専門医の受診と眠気に関する精密検査が必要である。

☆指針 11：睡眠薬代わりの寝酒は不眠のもと

睡眠薬代わりにアルコールを使用すると，寝つきはよくなるが，夜間後半の睡眠が浅くなり，中途覚醒が増えるために睡眠の質的悪化を招くことになる。連用すると，容易に慣れが生じ，同じ量では寝つけないために使用量が増加していく。睡眠薬代わりの寝酒では，通常の飲酒と比べて摂取量が急速に増加しやすく，アルコール過剰摂取による精神的・身体的問題が起こりやすくなる。

☆指針 12：睡眠薬は医師の指示で正しく使えば安全

睡眠薬について，一般に誤った認識が広がっている。「睡眠薬を飲むとぼける」，「癖になってだんだん量を増やさないと効かなくなる」，「寝酒の方が安心」といったものである。昔使われていたバルビツール酸系睡眠薬は，耐性・依存性・離脱症状が強く，大量服薬によって死に至ることもあったが，現在使われているベンゾジアゼピン系などの睡眠薬は，正しく使用すれば，こうした性質が極めて弱く，アルコールより安全な薬剤である。

睡眠薬投与にあたっては，睡眠中の激しいいびき・呼吸停止や足のぴくつき・むずむず感などを伴う特異的睡眠障害，あるいはうつ病などの精神疾患についてチェックをする。患者の睡眠習慣に問題がないかを確かめ，適切な睡眠習慣についての生活指導を行う。不眠の訴えを，入眠障害，中途覚醒，早朝覚醒などに分けて症状を明らかにし，これらの不眠症状に応じて，作用時間を考慮して薬剤を選択し，少量から投与を開始する。入眠障害には超短時間または短時間作用型睡眠薬を，中途覚醒には中間作用型または長時間作用型睡眠薬を，早朝覚醒には長時間または中間作用型睡眠薬を投与する。不安が強く神経症的傾向がある場合には，抗不安作用に関しても考慮し，睡眠薬を選択する。その晩からぐっすり眠れる量を投与するのではなく，2～3週間かけて不眠を改善させるこ

11　睡眠薬代わりの寝酒は不眠のもと

・睡眠薬代わりの寝酒は，深い睡眠を減らし，夜中に目覚める原因となる

12　睡眠薬は医師の指示で正しく使えば安全

・一定時刻に服用し就床
・アルコールとの併用をしない

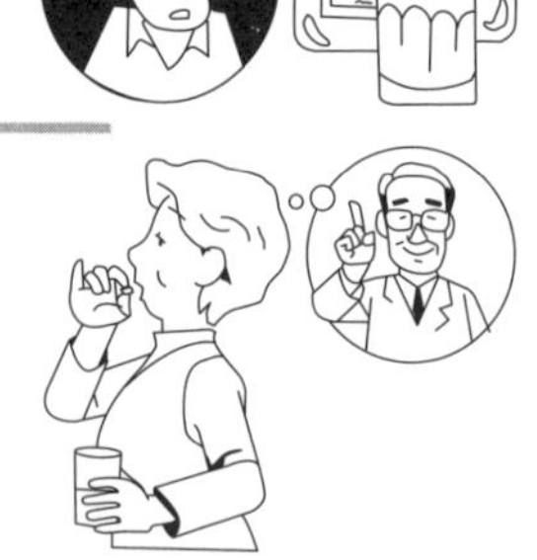

図 15-6　睡眠障害対処の 12 の指針（指針の 11 と 12）（内山真編，2002）

とを目標とする。

睡眠薬服用の注意点としては，服用後はおよそ 30 分ほどで床につくこと，アルコールと併用しないことが大切である。高齢者では薬剤の代謝が遅延し，筋弛緩作用が強く出現することがあるので，筋弛緩作用の弱い睡眠薬を慎重に用いる必要がある。

不眠が改善していないのに自己判断で急に服用を中断すると，かえって不眠が悪化する。睡眠薬の減量は，睡眠薬で良好な睡眠を得られるようになり，患者が睡眠に対する自信をつけてから徐々に行う。睡眠薬離脱法には，漸減法と隔日投与法がある。超短・短時間作用型の睡眠薬の場合は漸減法を用い，中・長時間作用型の場合は隔日投与法を用いる。超短時間作用型の睡眠薬を急に離脱した際にかえって不眠が強まる。こうした際は，より作用時間の長い睡眠薬に変更してから減量していく。

2. 睡眠教育の充実に向けて

(1) 睡眠にかかわる国民的運動の動向

1)「早寝早起き朝ごはん」運動

2006 年 4 月に，「早寝早起き朝ごはん」全国協議会が設立された。その目的は，子どもの望ましい基本的生活習慣を育成し，生活リズムを向上させ，読書や外遊び・スポーツなど，さまざまな活動にいきいきと取り組んでもらうとともに，地域全体で家庭の教育力を支える社会的機運の醸成を図るために「早寝早起き朝ごはん」運動を推進することである。

この協議会には，個人や団体（PTA，子ども会，青少年団体，スポーツ団体，文化関係団体，読書・食育推進団体，経済界）など，100 を超える幅広い関係団体・企業等が参加しており，この「早寝早起き朝ごはん」運動は国民運動として全国各地で展開されている。

子どもたちの健やかな成長には，適度な運動，バランスのとれた栄養，十分な睡眠が大切である。成長期の子どもにとって,「よく活動し,よく食べ,よく眠る」という生活は当たり前のことであるが,このような基本的生活習慣に乱れが生じており,その乱れが学習意欲や体力あるいは気力の低下の要因として指摘されている。また,そのことによる学力への影響も懸念されている。

図 15-7 は,「子どもたちのもっと増やしたい時間」の調査結果である。これは,子どもの生活 20 年変化に関する調査(博報堂生活総合研究所,2017)における質問項目,「もっと増やしたい時間は,どんな時間ですか」に対する回答で,選択肢の複数回答の結果である。対象者は,

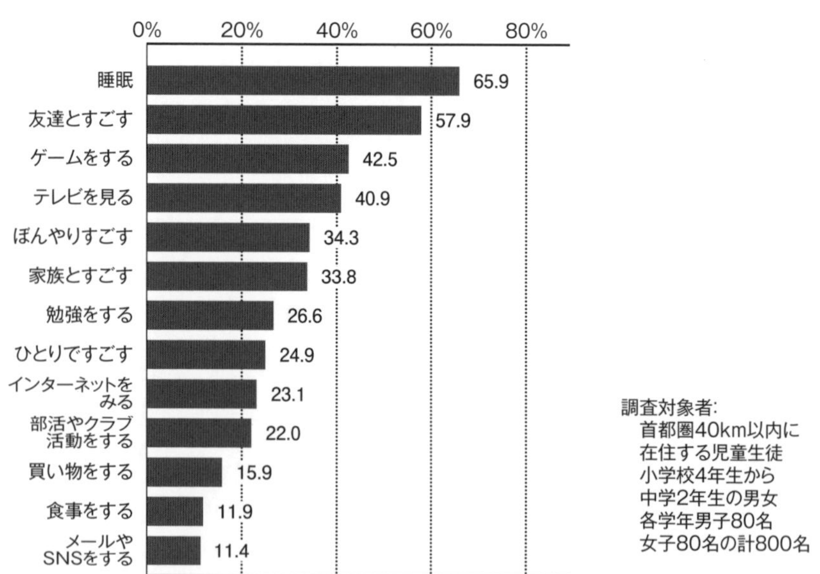

図 15-7　子どもたちのもっと増やしたい時間(博報堂生活総合研究所,こども 20 年変化,調査レポート 2017 より改変)

首都圏 40km 以内に在住する児童生徒 800 名である。図からも明らかなように，もっと増やしたい時間としては「睡眠」が最も多く，65.9% に達している。次いで，「友達とすごす」の 57.9% である。これら上位 2 項目の順位は，20 年前の調査結果と比べて入れ替わっている。また，第 5 位に「ぼんやりすごす」が 34.3% で，20 年前よりかなり増えている。これらのことは，子どもたちの睡眠に重要な問題が潜んでいることを示唆している。

2）睡眠の日と睡眠健康週間

財団法人精神・神経科学振興財団にある睡眠健康推進機構は日本睡眠学会の協力のもとに，2011 年 6 月に年 2 回の「睡眠の日」を制定した。この睡眠の日を中心に，今日的な睡眠の課題をふまえて，正しい睡眠知識の普及を積極的に講じようとしている。睡眠の日は，関係者による多くの意向を受けて，3 月 18 日と 9 月 3 日に定められた。

3 月 18 日は「ワールドスリープデイ」といって，世界睡眠学会連合会の定めた睡眠の日であり，アメリカ合衆国やヨーロッパ諸国ではこの日を睡眠の日としているところが多いからである。もうひとつの 9 月 3 日は，語呂合わせからきていて，「グッドスリープ」や，「ぐっすり」に由来している。

また，睡眠の日の前後各 1 週間を「睡眠健康週間」として設定している。市民講座や相談窓口の開設などのイベントとともに，メディアを通じて睡眠の啓発を図り，国民に睡眠に関する正しい知識を普及するという趣旨である。今後は睡眠関連イベント等が全国各地で開催される可能性もあって，睡眠教育の充実に向けて期待されている。

いずれにしても，睡眠は個人の健康問題にとどまらず，社会的にも大きな問題であり，国民への啓発活動の必要性が増している。睡眠の日の制定は，睡眠学の教育研究において新たな局面を迎えるに至っており，多くの研究者によって睡眠の国民的課題へのアプローチが進められている。

(2) 睡眠教育の人材養成と教材開発の取り組み

2005年に経済産業省の委託研究事業として，「眠りの森事業」が立ち上げられ，滋賀医科大学を軸に立命館大学，龍谷大学，滋賀大学の4大学により組織された。この事業の中の一つに人材育成・教材開発プロジェクトがあり，このプロジェクトは滋賀医科大学睡眠学講座と滋賀大学教育学部保健体育講座との連携のもとに取り組まれた。人材育成としては睡眠の指導者養成の講座が試行され，その教材開発としては睡眠教育ハンドブックが刊行された。

このプロジェクトの研究成果に基づいて，翌年の2006年から滋賀医科大学睡眠学講座のもとで，「睡眠指導士養成講座」が開催されてきた。当初は初級，中級および上級の養成講座でスタートし，講座の終了後に認定試験を実施し，それぞれ一定の正答率をもって資格を付与してきた。2008年からは養成講座の企画運営を一般社団法人である「日本睡眠教育機構」に移し，初級講座と上級講座に絞って継続されている。

初級講座の特徴は，睡眠学入門講座として，睡眠の基礎知識を主体に1日（6時間）のプログラムで展開されている。年度ごとに複数回が企画され，北海道から沖縄にかけて全国各地で開催されてきた。2020年までの資格認定者は2,500名を超えている。教材としては，睡眠教育ハンドブックが用いられてきた。このハンドブックは，睡眠の基礎知識としておもな研究成果の解説と睡眠障害対処12の指針で構成されているが，2020年に睡眠の基礎知識を補充し，「睡眠学入門ハンドブック」として改訂されている。

上級講座の特徴は，睡眠学教育講座として，3 日間（18 時間）のプログラムで展開されている。その内容は睡眠科学，睡眠医学および睡眠社会学の分野からの講義と，実習および演習で構成されている。特に，演習では睡眠教育の実践に向けて，その素材を提供しながら，発表の機会を設けている。2020 年までの資格認定者は 660 名に達している。

これまでの養成講座の実績をふまえて，2012 年からは日本睡眠教育機構により商標登録された「睡眠健康指導士」の資格認定へと移行し，初級講座では広く睡眠知識の普及を図り，上級講座では睡眠教育の高度な知識と実践力の養成を目指している。なかでも，上級の睡眠健康指導士には，睡眠の日の制定に伴う睡眠健康週間等において，地域での市民講座などの参画を期待している。

また，睡眠教育の人材養成と教材開発においては学校教育へのアプローチがある。教職員の睡眠教育にかかわる資質の向上，児童生徒の睡眠の学習における適切な教材の開発，保護者への睡眠にかかわる基礎知識の普及など，いくつかの課題が明らかになっている。これらの課題解決に向けては，これまでの日本睡眠教育機構の立場による支援に加え，睡眠健康推進機構との連携による支援に取り組んでいるところである。

参考文献

睡眠障害の診断・治療ガイドライン研究会　内山真編『睡眠障害の対応と治療ガイドライン第 3 版』じほう（2019）

佐藤尚武ら，編著『睡眠教育ハンドブック』びわ湖健康・福祉コンソーシアム（2006）

宮崎総一郎『睡眠学入門ハンドブック第 4 版』日本睡眠教育機構（2020）

索引

●配列は五十音順，欧文はアルファベット順。＊は人名を示す。

●さ　行

●た　行

●な　行

●は　行

●ま　行

●や　行

●ら　行

●欧　文

図表出典一覧

〈1章〉

＊図1－1　「日本人の睡眠時間の短縮化」（NHK放送文化研究所，2015年国民生活時間調査より作成）
NHK放送文化研究所，2015年国民生活時間調査

〈2章〉

＊図2－1　「時間手がかりのない恒常環境下で33日間過ごした26歳男性の睡眠・覚醒リズム」（Wever, 1979より）
Reprinted by permission from Springer Nature Customer Service Centre GmbH: Springer, The circadian system of man by Rütger A. Wever © 1979

＊図2－2　「高照度光を6.7時間照射したときの概日リズムの位相反応曲線」（Khalsa *et al.*, 2003より）
A phase response curve to single bright light pulses in human subjects, Sat Bir S. Khalsa, Megan E. Jewett, *et al.*, John Wiley and Sons. Reproduced with permission of John Wiley & Sons Limited through PLSclear.

＊図2－3　「恒常環境下における睡眠覚醒リズムと体温リズムにおける内的脱同調」（Wever, 1979より）
Reprinted by permission from Springer Nature Customer Service Centre GmbH: Springer, The circadian system of man by Rütger A. Wever © 1979

〈3章〉

＊表3－1　「臓器・組織のエネルギー代謝量」（Gallagher, D. *et al.*, 1998より改変）
鈴木志保子（2018）「理論と実践　スポーツ栄養学」より引用

＊図3－3　「胎児の眠り」（Hobson, 1991より改変）
Hobson JA（1989）：Sleep.〔J・アラン・ホブソン，井上昌次郎，河野栄子訳（1991）：眠りと夢，東京化学同人〕

＊図3－4　「レム睡眠・ノンレム睡眠・覚醒の各総量の経年変化」（Hobson, 1991より改変）
Hobson JA（1989）：Sleep.〔J・アラン・ホブソン，井上昌次郎，河野栄子訳（1991）：眠りと夢，東京化学同人〕

〈4章〉

＊図4－1　「覚醒水準と脳波」(Penfield & Jasper, 1954)
Wilder Penfield and Herbert Jasper, 1954, Epilepsy and the Functional Anatomy of the Human Brain

＊図4－2　「睡眠ポリグラフ記録」(Rechtschaffen & Kales, 1968)
Allan Rechtschaffen, Anthony Kales 編　清野茂博訳，2010，睡眠脳波アトラス：標準用語・手技・判定法，医歯薬出版，p13

＊図4－3　「睡眠中の弁別反応」(Williams, 1967)
Williams, H.L., 1967, The problem of defining depth of sleep. In S.S. Kety, E.V. Evarts & H.L. Williams (Eds.), Sleep and altered states of consciousness. Baltimore: Williams & Wilkins. 277-287

＊図4－4　「健常成人3名の一夜の睡眠経過」(Dement & Kleitman, 1957)
Reprinted from Electroencephalography and Clinical Neurophysiology, 9(4), William Dement, Nathaniel Kleitman, Cyclic variations in EEG during sleep and their relation to eye movements, body motility, and dreaming, p.680, Copyright © 1957, with permission from Elsevier.

＊図4－5　「覚醒時間と徐波睡眠」(Knowles *et al.*, 1986)
Republished with permission of Sage Publications Inc. Journals, from Journal of biological rhythms, Society for Research on Biological Rhythms, 1(4), 1986; permission conveyed through Copyright Clearance Center, Inc.

＊図4－6　「体温リズムとレム睡眠」(Czeisler *et al.*, 1980)
A. Czeisler Charles, C. Zimmerman Janet, M. Ronda Joseph, *et al.*, Timing of REM Sleep is Coupled to the Circadian Rhythm of Body Temperature in Man, Sleep, 1980, 2(3), 338, DOI: 10.1093/sleep/2.3.329. Reprinted by permission of Oxford University Press on behalf of the Sleep Research Society.

〈5章〉

＊図5－4　「モルッチとマグーンによる実験」(Starzl TE, Taylor CW, Magoun HW: Ascending conduction in reticular activating system, with special reference to the diencephalon. J Neurophysiol 14:461-477,

1951. より改変)

Starzl TE, Taylor CW, Magoun HW: Ascending conduction in reticular activating system, with special reference to the diencephalon. J Neurophysiol 14:461-477, 1951.

*表5-1　「各睡眠覚醒ステージにおけるモノアミンニューロンとコリン作動性ニューロンのおおまかな発火パターン」

櫻井武（2017）「睡眠の科学　なぜ眠るのか　なぜ目覚めるのか　改訂新版」講談社ブルーバックス，p92

〈6章〉

*図6-1　「出生後半年間における睡眠パターン」（Fukuda & Ishihara, 2006）

Development of Human Sleep and Wakefulness Rhythm During the First Six Months of Life: Discontinuous Changes at the 7th and 12th Week after Birth, K Fukuda, K Ishihara, Biological Rhythm Research, Nov 1, 1997 Taylor & Francis Ltd, reprinted by permission of Taylor & Francis Ltd, http://www.tandfonline.com.

*図6-2　「乳幼児の昼寝の回数」（Weissbluth, 1995より作成）

Marc Weissbluth, 1995, Naps in Children: 6 Months-7 Years, Sleep 18 (2):82-87

*図6-3　「加齢による睡眠段階の割合の変化」（Roffwarg *et al.*, 1966）

From Ontogenetic Development of the Human Sleep-Dream Cycle. By Howard P. Roffwarg, Joseph N. Muzio, William C. Dement. Science. 29 Apr 1966: 608. Reprinted with permission from AAAS.

*図6-4　「加齢による就床・起床時刻の変化」（白川，2000）

白川修一郎「人間の睡眠・覚醒リズムと光―心地よい眠りと目覚め―」照明学会誌，2000年，84巻6号 p.354-361より

*表6-1　「子どもたちの睡眠不足感」（石原，2001）

福田一彦・石原金由，2000，小学生・中学生・高校生における生活習慣および疲労感に関する調査報告書，科学技術庁 平成11年度科学技術振興調整費　日常生活における快適な睡眠の確保に関する総合研究

*図6-5　「若年者と高齢者の一晩の睡眠経過」（白川ら，1999）

白川修一郎・田中秀樹・山本由華史（1999），高齢者の睡眠障害と

心の健康，精神保健研究，45，p15－23，国立精神・神経医療研究センター精神保健研究所

＊図6－6　「加齢による睡眠効率と徐波睡眠（睡眠段階3＋4）の変化」（平沢，1994）
平沢秀人（1994），高齢者の睡眠，睡眠学ハンドブック，p39，朝倉書店

＊図6－7　「月経周期と体温（直腸温）リズム」（本間，1997）
本間裕志（1997），月経周期が健常女性の睡眠と直腸温リズムに及ぼす影響，脳波と筋電図，25（4），328－336，1997

＊図6－8　「月経周期と睡眠内容」（伊藤ら，1995）
伊藤ますみ，香坂雅子，本間研一ほか，月経周期に伴う生態リズムおよび睡眠の変動，精神神経学雑誌，97（3），p155－164，1995

〈7章〉

＊表7－1　「レム睡眠とノンレム睡眠の夢の再生率」（堀，1999）
鳥居鎮夫編，1999，睡眠環境学，朝倉書店，p16，表1－4

＊図7－1　「金縛りの最中の睡眠ポリグラフ記録」（Takeuchi *et al.*, 1992）
T. Takeuchi, A. Miyasita, Y. Sasaki, *et al.*, Isolated Sleep Paralysis Elicited by Sleep Interruption, Sleep, 1992, 15(3), 221, DOI: 10.1093/sleep/15.3.217. Reprinted by permission of Oxford University Press on behalf of the Sleep Research Society.

＊図7－2　「記憶の忘却曲線」（Jenkins & Dallenbach, 1924）
Jenkins, J.G., & Dallenbach, K.M. 1924, Obliviscence during sleep and waking. The American Journal of Psychology, 35, 605-612

＊図7－3　「二重過程仮説」（Plihal & Born, 1997）
Werner Plihal, Jan Born, Journal of Cognitive Neuroscience, The MIT Press

＊図7－4　「手続き記憶と睡眠」（Walker *et al.*, 2002）
Republished with permission of Elsevier Science & Technology Journals, from Neuron, 35(1), 2002; permission conveyed through Copyright Clearance Center, Inc.

〈8章〉

＊図8－1　「高温・多湿下の体温変化」（Okamoto-Mizuno *et al.*, 1999）

Kazue Okamoto-Mizuno, Koh Mizuno, Saeko Michie, *et al.*, Effects of Humid Heat Exposure on Human Sleep Stages and Body Temperature, Sleep, 1999, 22(6), 771, DOI: 10.1093/sleep/22.6.767. Reprinted by permission of Oxford University Press on behalf of the Sleep Research Society.

＊図 8－2　「夜間の光照度と覚醒度」(Cajochen *et al.*, 2000)

Republished with permission of Elsevier Science & Technology Journals, from Behavioural brain research, 115(1), 2000; permission conveyed through Copyright Clearance Center, Inc.

＊表 8－1　「屋外における騒音の環境基準（dB)」(日科技連官能検査委員会, 1973)

中野有朋（1970）道路交通騒音の測定と評価，産業公害，第 6 巻第 7 号，p30

＊表 8－2　「住宅内の生活騒音（dB)」(山田，1986)

山田由紀子　住宅における騒音対策・特に集合住宅における対応について　住生活 10 月号，6－9，1986

〈10 章〉

＊図 10－2　「1993 年から 1997 年の 5 年間の間に発生したイタリアの高速道路でおきた居眠り運転事故の発生時刻」(Garbarino *et al.*, 2001 より改変)

The contributing role of sleepiness in highway vehicle accidents. Sleep. 2001 Mar 15; 24 (2):203-6.

＊図 10－4　「交代制勤務者の BMI と相対的肥満リスク」(Fujino *et al.*, 2006 より改変)

Fujino, Y., *et al.*, 2006, A prospective cohort of shift work and risk of ischemic heart disease in Japanese male workers., American Journal of Epidemiology, 164, 128-135

＊図 10－5　「交代制勤務歴と虚血性心臓病の発症リスク」(Knutsson *et al.*, 1986 より改変)

Knutsson, *et al.* Increased risk of ischemic heart disease in shift workers. Lancet 2, 89-92, 1986.

＊図 10－6　「交代制勤務者の夜間と昼間の睡眠パターンの違い」(宮崎ら,

2011）
宮崎総一郎，大川匡子，山田尚登編著「睡眠学Ⅱ　睡眠障害の理解と対応」（2011），北大路書房，p136

＊図 10－7　「交代制勤務者の睡眠時刻と睡眠継続時間の関係」（Knauth *et al.*, 1981）：ドイツの放送局，空港荷扱 2,332 例
・千葉喜彦，高橋清久編「時間生物学ハンドブック」（1991），朝倉書店
・Knauth, P., and Rutenfranz, J., 1981, Duration of sleep related to the type of shift work. In: Night and Shift Work: Biological and Social Aspects (Reinberg, A., Vieux, N. and Andlauer, P. eds.), pp161-168, Pergamon Press, Oxford.

＊表 10－1　「交代制勤務者のための生活習慣」（宮崎ら，2011）
宮崎総一郎，大川匡子，山田尚登編著「睡眠学Ⅱ　睡眠障害の理解と対応」（2011），北大路書房，p136

＊図 10－8　「勤務スケジュール改善例」（宮崎ら，2011）
宮崎総一郎，大川匡子，山田尚登編著「睡眠学Ⅱ　睡眠障害の理解と対応」（2011），北大路書房

〈11 章〉

＊図 11－1　「睡眠障害の国際分類」（第 3 版，2014）
米国睡眠医学会著，日本睡眠学会診断分類委員会訳「睡眠障害国際分類第 3 版」（2018）ライフ・サイエンス社

＊図 11－3　「睡眠障害，睡眠不足の影響」（内山真，医学のあゆみ，2007，著者追加改変）
医学のあゆみ　223 巻 10 号　不眠・睡眠不足とメタボリックシンドローム　内山真

＊図 11－8　「睡眠時無呼吸症候群の合併症」（宮崎ら，2011）
宮崎総一郎，大川匡子，山田尚登編著「睡眠学Ⅱ　睡眠障害の理解と対応」（2011），北大路書房，p42

＊図 11－9　「減量前後のレントゲン写真」（宮崎ら，2011）
宮崎総一郎，大川匡子，山田尚登編著「睡眠学Ⅱ　睡眠障害の理解と対応」（2011），北大路書房，p42

＊図 11－10　「睡眠ポリグラフ検査」（宮崎ら，2011）

宮崎総一郎，大川匡子，山田尚登編著「睡眠学Ⅱ　睡眠障害の理解と対応」(2011)，北大路書房，p47

＊図 11－11　「睡眠ポリグラフ検査の波形例」(宮崎ら，2011)
宮崎総一郎，大川匡子，山田尚登編著「睡眠学Ⅱ　睡眠障害の理解と対応」(2011)，北大路書房，p47

〈12 章〉

＊図 12－1　「朝・夕・夜の軽運動による体温変化」(小林，2002 より改変)
井上昌次郎編「快眠の科学」(2002)，朝倉書店，p62

＊図 12－2　「体温の最高値と徐波睡眠の長さ」(小林，2002 より改変)
井上昌次郎編「快眠の科学」(2002)，朝倉書店，p65

＊図 12－3　「昼寝の長さとアルツハイマー病罹患の危険率」(Asada *et al.*, 2000 より作成)
Asada, T., *et al.*, 2000, Associations between retrospectively recalled napping behavior and later development of Alzheimer's disease: association with APOE genotypes., Sleep, 23, 629-634

〈13 章〉

＊図 13－1　「寝酒と睡眠薬使用者の割合」(兼板ら，2007 より作成)
Kaneita,Y., *et al.*, 2007, Use of alcohol and hypnotic medication as aids to sleep among the Japanese general population., Sleep Medicine, 8, 723-732

＊表 13－1　「エプワース眠気尺度」(Johns *et al.*, 2006) JESS™ (Japanese version of the Epworth Sleepiness Scale) ESS 日本語版
iHope International 株式会社 HP
(https://www.sf-36.jp/qol/files/essnihon.pdf)

＊図 13－3A　「睡眠日誌」(宮崎，2011)
宮崎総一郎，大川匡子，山田尚登編著「睡眠学Ⅱ　睡眠障害の理解と対応」(2011)，北大路書房，p143

＊図 13－3B　「睡眠日誌」(宮崎，2011)
宮崎総一郎，大川匡子，山田尚登編著「睡眠学Ⅱ　睡眠障害の理解と対応」(2011)，北大路書房，p144

＊図 13－4　「アクチグラフによる活動量の記録」(宮崎ら，2011)
宮崎総一郎，大川匡子，山田尚登編著「睡眠学Ⅱ　睡眠障害の理解

と対応」(2011)，北大路書房，p162

〈14 章〉

＊図 14－1　「授業の流れと睡眠○×クイズ（中学生)」(田中，2020)
田中秀樹・宮崎総一郎編「ストレスチェック時代の睡眠・生活リズム改善実践マニュアル—睡眠は健康寿命延伸へのパスポート—」(2020)，全日本病院出版会

＊図 14－2　「○×クイズの解説スライド」
田中秀樹・宮崎総一郎編「ストレスチェック時代の睡眠・生活リズム改善実践マニュアル—睡眠は健康寿命延伸へのパスポート—」(2020)，全日本病院出版会

＊表 14－1　「生活リズムチェック（中学生)」(田中，2013)
田中秀樹・田村典久，思春期の眠りの改善，『応用講座　睡眠改善学テキスト』，日本睡眠改善協議会編，ゆまに書房，p119－p136, 2013

＊図 14－3　「睡眠日誌（中学生版)」(田中，2020)
田中秀樹・宮崎総一郎編「ストレスチェック時代の睡眠・生活リズム改善実践マニュアル—睡眠は健康寿命延伸へのパスポート—」(2020)，全日本病院出版会

＊表 14－2　「小学生用の○×クイズと生活リズムチェック」(田中，2020)
田中秀樹・宮崎総一郎編「ストレスチェック時代の睡眠・生活リズム改善実践マニュアル—睡眠は健康寿命延伸へのパスポート—」(2020)，全日本病院出版会

＊図 14－4　「アクティブ・ラーニングの教材スライド」(田中，2020)
田中秀樹・宮崎総一郎編「ストレスチェック時代の睡眠・生活リズム改善実践マニュアル—睡眠は健康寿命延伸へのパスポート—」(2020)，全日本病院出版会

＊図 14－5　「短時間昼寝および夕方の軽運動の効果と睡眠改善のメカニズム」(田中，2020)
田中秀樹・宮崎総一郎編「ストレスチェック時代の睡眠・生活リズム改善実践マニュアル—睡眠は健康寿命延伸へのパスポート—」(2020)，全日本病院出版会

＊図 14－6　「施設高齢者への睡眠マネジメントの効果」(田中，2020)

田中秀樹・宮崎総一郎編「ストレスチェック時代の睡眠・生活リズム改善実践マニュアル—睡眠は健康寿命延伸へのパスポート—」(2020), 全日本病院出版会

＊表 14－3　「生活リズム健康法（熟年版）」(田中, 2020)
田中秀樹・宮崎総一郎編「ストレスチェック時代の睡眠・生活リズム改善実践マニュアル—睡眠は健康寿命延伸へのパスポート—」(2020), 全日本病院出版会

＊表 14－4　「生活リズム健康法（成人版）」(田中, 2020)
田中秀樹・宮崎総一郎編「ストレスチェック時代の睡眠・生活リズム改善実践マニュアル—睡眠は健康寿命延伸へのパスポート—」(2020), 全日本病院出版会

＊図 14－7　「教室スケジュール」(田中, 2019)
日本睡眠改善協議会編『基礎講座　睡眠改善学第 2 版』ゆまに書房, p183－p209, 2019.

〈15 章〉

＊表 15－1　「健康づくりのための睡眠指針 2014」(厚生労働省)
厚生労働省「健康づくりのための睡眠指針 2014（平成 26 年 3 月）」

＊図 15－1　「睡眠障害対処の 12 の指針（指針の 1 と 2）」(内山真編, 2002)
睡眠障害の診断・治療ガイドライン研究会, 内山真編,『睡眠障害の対応と治療ガイドライン』第 1 版, じほう, 2002

＊図 15－2　「睡眠障害対処の 12 の指針（指針の 3 と 4）」(内山真編, 2002)
睡眠障害の診断・治療ガイドライン研究会, 内山真編,『睡眠障害の対応と治療ガイドライン』第 1 版, じほう, 2002

＊図 15－3　「睡眠障害対処の 12 の指針（指針の 5 と 6）」(内山真編, 2002)
睡眠障害の診断・治療ガイドライン研究会, 内山真編,『睡眠障害の対応と治療ガイドライン』第 1 版, じほう, 2002

＊図 15－4　「睡眠障害対処の 12 の指針（指針の 7 と 8）」(内山真編, 2002)
睡眠障害の診断・治療ガイドライン研究会, 内山真編,『睡眠障害の対応と治療ガイドライン』第 1 版, じほう, 2002

＊図 15－5　「睡眠障害対処の 12 の指針（指針の 9 と 10）」(内山真編, 2002)
睡眠障害の診断・治療ガイドライン研究会, 内山真編,『睡眠障害の対応と治療ガイドライン』第 1 版, じほう, 2002

＊図 15－6　「睡眠障害対処の 12 の指針（指針の 11 と 12）」（内山真編，2002）
睡眠障害の診断・治療ガイドライン研究会，内山真編，『睡眠障害の対応と治療ガイドライン』第 1 版，じほう，2002

＊図 15－7　「子どもたちのもっと増やしたい時間」（博報堂生活総合研究所，こども 20 年変化，調査レポート 2017 より改変）
博報堂生活総合研究所「こども 20 年変化，調査レポート」（2017）

分担執筆者紹介

（執筆の章順）

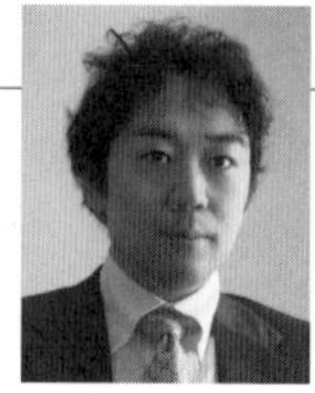

櫻井　武（さくらい・たけし）

・執筆章→5

1964年　東京都に生まれる
1993年　筑波大学大学院医学研究科博士課程修了
現在　筑波大学医学医療系／国際統合睡眠医科学研究機構教授，博士（医学）
専門　神経科学・生理学
主な著書　睡眠の科学（講談社ブルーバックス）
〈眠り〉をめぐるミステリー（NHK出版新書）
食欲の科学（講談社ブルーバックス）
「こころ」はいかにして生まれるのか　最新脳科学で解き明かす「情動」（講談社ブルーバックス）

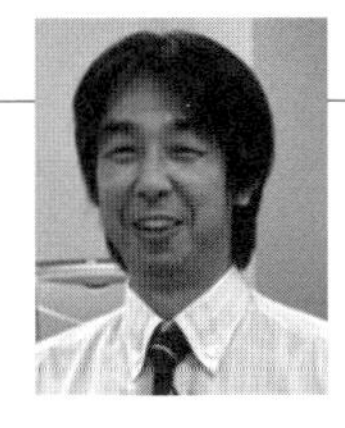

田中　秀樹（たなか・ひでき）

・執筆章→ 14

1965 年　山口県に生まれる
1997 年　広島大学大学院博士後期課程修了　博士（学術）
現在　広島国際大学健康科学部心理学科教授，健康科学部長　博士（学術）
専門　睡眠改善学，精神生理学
主な著書　ぐっすり眠れる 3 つの習慣（ベスト新書）
ストレスチェック時代の睡眠・生活リズム改善実践マニュアル—睡眠は健康寿命延伸へのパスポート—　共編著（全日本病院出版会）
高齢期の心を活かす—衣・食・住・遊・眠・美と認知症・介護予防　編著（ゆまに書房）
これから始める臨床心理学　共編著（昭和堂）
子どもの睡眠ガイドブック　分担執筆（朝倉書店）
基礎講座　睡眠改善学第 2 版　分担執筆（ゆまに書房）
応用講座　睡眠改善学　分担執筆（ゆまに書房）
睡眠からみた認知症診断ハンドブック　分担執筆（全日本病院出版会）
睡眠心理学　分担執筆（北大路書房）
行動科学—健康づくりのための理論と応用　改訂第 2 版　分担執筆（南江堂）
健康のための心理学　分担執筆（保育出版社）

編著者紹介

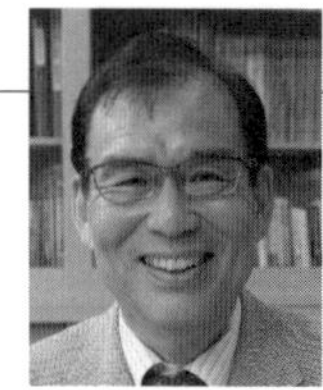

宮崎総一郎(みやざき・そういちろう)

・執筆章→1・3・10・11・13・15

1954年　愛媛県に生まれる
1985年　秋田大学大学院博士課程修了
現在　中部大学特任教授，医学博士
専門　睡眠学，耳鼻咽喉科学

主な著書　健康・医療・福祉のための睡眠検定ハンドブック　編著(全日本病院出版会)
小児の睡眠呼吸障害マニュアル　編著(全日本病院出版会)
病気の原因は「眠り」にあった(実業之日本社)
睡眠習慣セルフチェックノート　共著(全日本病院出版会)
ぐっすり眠りたければ，朝の食事を変えなさい(PHP研究所)
睡眠のトリビア1，2　編著(中外医学社)
どうしてもがんばらなければならない人の徹夜完全マニュアル　共著(中経出版)
睡眠教室—夜の病気たち　共編著(新興出版)
睡眠呼吸障害 診断・治療ガイドブック　共編著(医歯薬出版)
伸びる子どもの睡眠学　共著(恒星社厚生閣)
快眠家族のススメ　共著(恒星社厚生閣)
睡眠学入門ハンドブック　共編著(日本睡眠教育機構)
万病をふせぐ眠り方(サンマーク出版)
脳に効く睡眠学(角川SSC新書)
ストレスチェック時代の睡眠・生活リズム改善実践マニュアル　共著(全日本病院出版会)
眠り上手になるための睡眠学(中災防ブックス)
睡眠学Ⅰ，Ⅱ　共著(北大路書房)

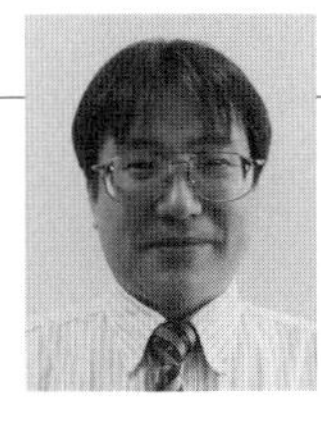

林　光緒（はやし・みつお）

・執筆章→2・4・6・7・8・9・12

1962 年　三重県に生まれる
1991 年　広島大学大学院博士課程修了
現在　広島大学大学院人間社会科学研究科教授，学術博士
専門　睡眠学，精神生理学

主な著書　睡眠心理学　共著（北大路書房）
眠気の科学　共編著（朝倉書店）
ストレス科学事典　分担執筆（実務教育出版）
眠りの科学とその応用　分担執筆（シーエムシー出版）
基礎講座 睡眠改善学　分担執筆（ゆまに書房）
睡眠習慣セルフチェックノート　共著（全日本病院出版会）

放送大学教材　1710184-1-2111（ラジオ）

三訂版　睡眠と健康

発　行　　2021年3月20日　第1刷
　　　　　2022年7月20日　第2刷
編著者　　宮崎総一郎・林　光緒
発行所　　一般財団法人　放送大学教育振興会
　　　　　〒105-0001　東京都港区虎ノ門1-14-1　郵政福祉琴平ビル
　　　　　電話　03（3502）2750

市販用は放送大学教材と同じ内容です。定価はカバーに表示してあります。
落丁本・乱丁本はお取り替えいたします。

Printed in Japan　ISBN978-4-595-32262-4　C1347